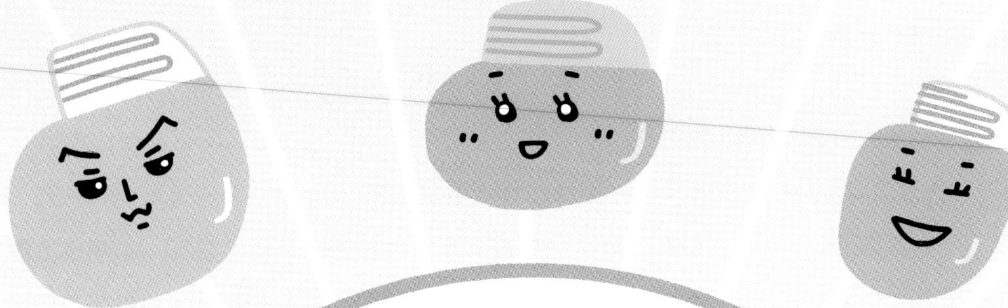

ナースが書いた

看護に活かせる心臓デバイスノート

心臓ペースメーカ　ICD　CRT

著
鈴木まどか

医学監修
林　英守

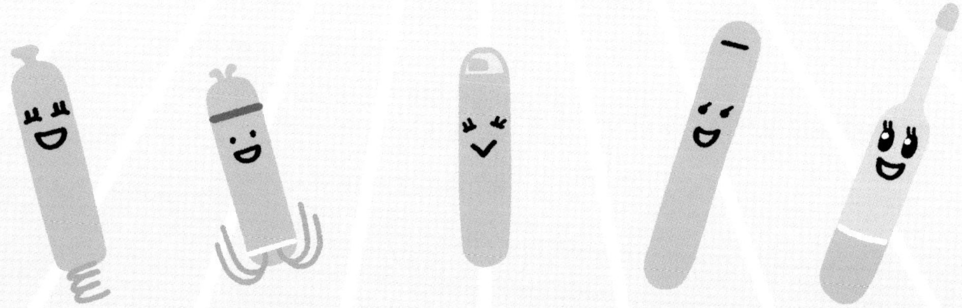

照林社

CONTENTS

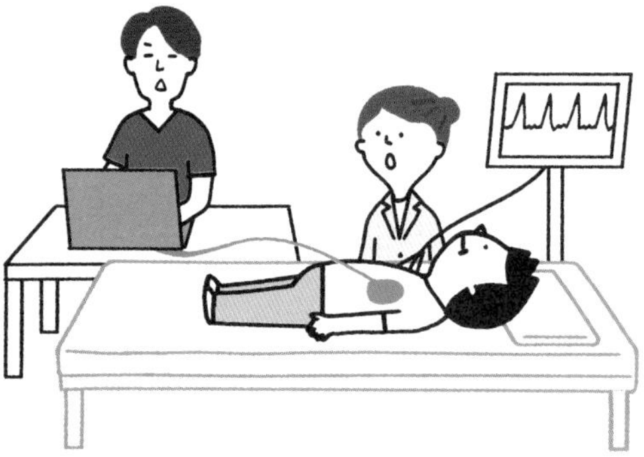

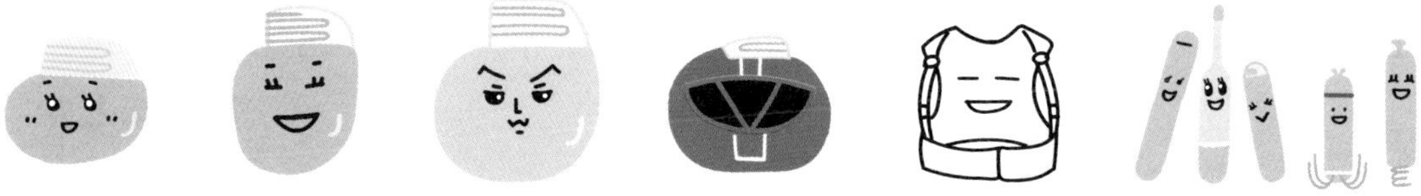

- 本書で紹介している治療・ケア方法などの解説は、著者が臨床例をもとに展開しています。実践により得られた方法を普遍化すべく努力しておりますが、万一本書の記載内容によって不測の事故等が起こった場合、著者、出版社はその責を負いかねますことをご了承ください。
- 本書に記載している情報は2023年10月時点のものです。デバイスの使用・治療などにおいては、常に添付文書および最新のガイドラインなどをご確認ください。
- 本書中の商品名は商標登録マークを省略しています。
- 本書中のデバイス写真は著者の撮影によるもので（一部メーカーからの提供写真を含む）、一例として掲載しています。

装丁・本文デザイン・DTP・イラスト：熊アート　撮影：中込浩一郎　写真協力：医療法人社団さくら会 高橋病院
編集協力：大澤翔太（順天堂大学医学部附属順天堂医院 臨床工学室）　撮影協力：須藤剛志（元・順天堂大学医学部附属順天堂医院 臨床工学室）

自己紹介

著 鈴木 まどか Madoka Suzuki

順天堂大学医学部循環器内科学講座 デバイスナース

新人時代に経験した、ICDを植え込んだ患者さんの言葉を胸に、日々奮闘中です！！

2004年3月　国立西埼玉中央病院附属看護学校卒業 看護師免許取得

自身の緊急手術を機に、看護師になることを決意。社会人から22歳で看護学校へ入学し、勉強、アルバイト、実習に明け暮れる日々を送る。

看護学生時代の奨学金を、17年かけて完済しました！

2004年4月　順天堂大学医学部附属順天堂医院 入職 循環器内科外来配属

「心臓外科の看護師になりたい」という目的で、大学病院を選択。第一希望をICU・CCU、第二希望を循環器病棟、第三希望を救急外来で提出したところ、配属先は「循環器内科外来」であった。ICDを植え込んだ患者さんの「ショックを打たれるより死んでしまいたい」の言葉が胸に刺さり、心臓デバイスの猛勉強を開始する。

患者さんとかかわるたびに、デバイスを植え込んだだけではQOLは上がらないことを実感しました…

2004年12月　配置転換 外科・内科混合病棟配属

形成外科をメインとした、消化器、脳神経の外科内科混合病棟で、周術期管理を学ぶ。心臓デバイスを植え込んだ患者さんの入院を機に、病棟でデバイス管理の勉強会を開催する。

2006年4月　配置転換 ICU・CCU配属

念願のCCU配属となり、不整脈の勉強に励む。OJT委員となり、自身が勉強したことを後進に伝えることの難しさ、楽しさに目覚め、教育係としても奮闘する。

2009年9月　新潟県厚生農業協同組合連合会上越総合病院 入職

循環器内科外来、カテーテル検査室、救急外来を兼務し、循環器全般の急性期から慢性期、回復期まで経験。日本全国どこでも看護は変わらないことを実感する。

カテ室を経験したことで、外来～周術期～退院後までの流れをつかむことができました

2011年2月　イムス葛飾ハートセンター 入職

ICUに配属され、心臓外科手術後の患者さんの看護に勤しむ。経験した症例を日々振り返り、わからなかったことは次の勤務までに全部調べるという、無謀な課題を自身に課す。

2013年4月　医療法人社団青葉会世田谷神経内科病院 入職

神経難病の専門病院で、全員モニター管理という環境で看護業務に従事。2015年『看護に活かせる心電図ノート』、2017年『看護に活かせる心臓ペースメーカー・CRT・ICDノート』を執筆。

2017年5月　医療法人社団爽玄会碑文谷病院 入職

看護主任、看護師長を経験。2度の監査を経験し、管理業務全般を学ぶ。
2019年『看護に活かせるPCIノート』を執筆。

2020年10月　順天堂大学医学部循環器内科学講座 入職

医局秘書兼デバイスナースとして、心臓デバイスを植え込んだ患者さんの看護に従事。現在に至る。

(2023年11月現在)

医学監修
林　英守 Hidemori Hayashi
順天堂大学医学部循環器内科学講座 准教授

患者さん、チームメンバーからの信頼が厚い、強くて優しい先生です！

第1章

心臓デバイスを知ろう

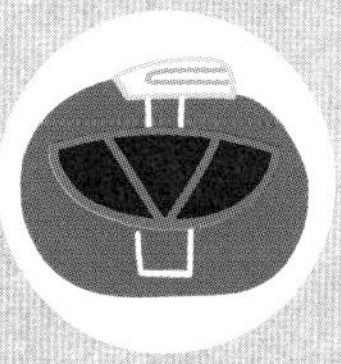
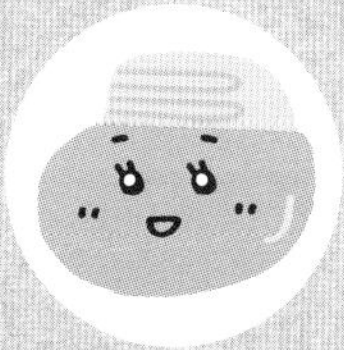
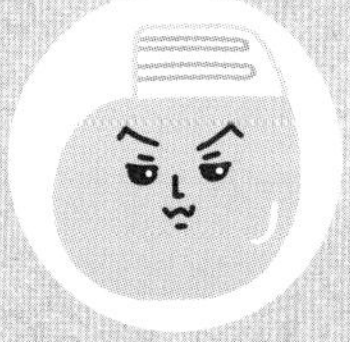

心臓ペースメーカ、植込み型除細動器（ICD）、心臓再同期療法（CRT）など、心疾患の治療に用いる機器を総称して「心臓デバイス」といいます。それぞれの機器に特性があり、患者さんの疾患状態に応じた機器を医師が選択し、手術で体内に植え込んで装着します。まずは、種類とそれぞれのはたらきを大まかに理解しましょう。

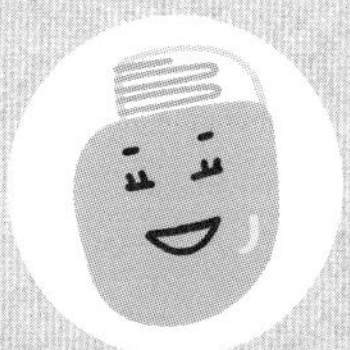
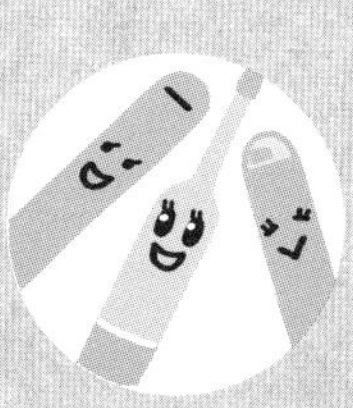
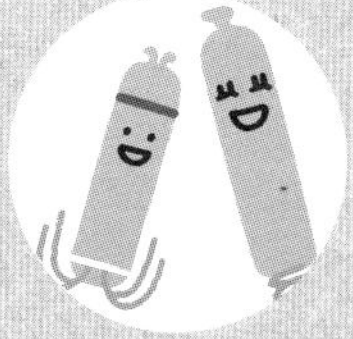
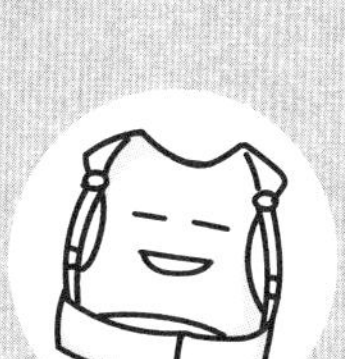

※これらの機器は、「電気」により作動しているため、「植込み型心臓電気デバイス（CIEDs：シーズ）」や、不整脈治療の機械という意味で「心臓不整脈デバイス」と呼ばれていますが、この書籍ではわかりやすく「心臓デバイス」もしくは「デバイス」と表記しています。

1 心臓デバイスにはどのような種類があるの？

現在、保険適用とされている主なデバイスは、心臓ペースメーカ、植込み型除細動器、心臓再同期療法、リードレスペースメーカ、完全皮下植込み型除細動器、植込み型ループレコーダです。また、**植込み型だけではなく、着用型自動除細動器（WCD）も保険適用**となり、需要が広がっています。各デバイスの適応や機能は、この後の章で詳細にお話します。まずは、以下の種類があることを覚えましょう。

〈心臓ペースメーカ（PM）〉 →p.7

- 主に徐脈性不整脈（心拍数が著しく遅くなり循環を維持できない状態）に用いられます。

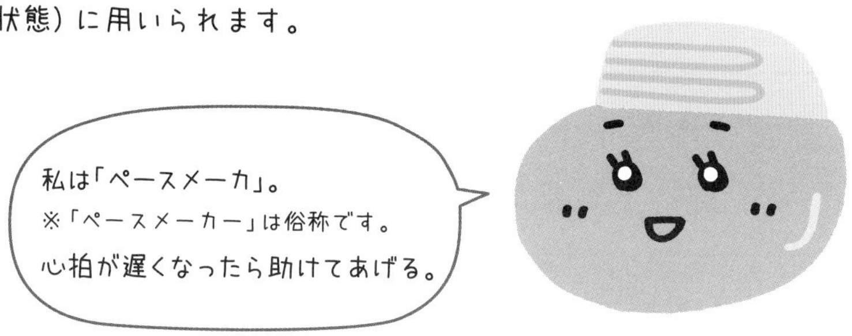

〈心臓再同期療法（CRT）〉 →p.69

- 心臓の機能が低下し、左右の心室が同時に収縮できない症例に用います。

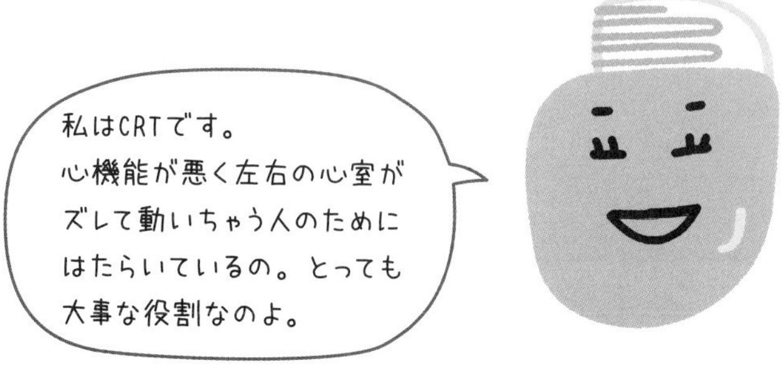

「P」さん（CRT-P）と
「D」さん（CRT-D）がいます。

〈植込み型除細動器（ICD）〉 →p. 53

※S-ICDと鑑別するため、TV-ICDと記載されることもあります。
TV（transvenous《トランスビーナス》：経静脈）

- 主に致死性不整脈（心室頻拍や心室細動）に用いられます。

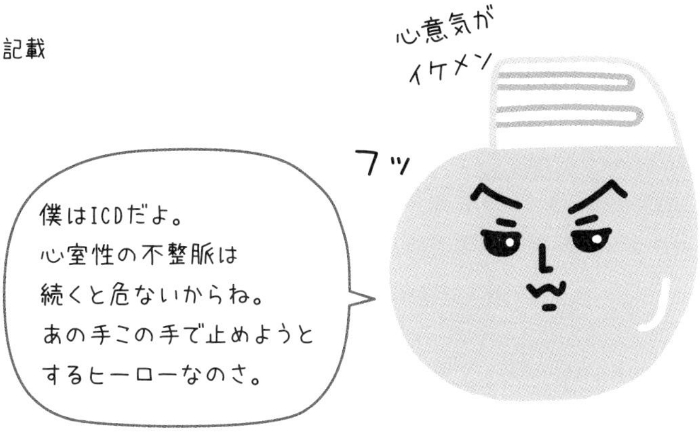

〈完全皮下植込み型除細動器（S-ICD）〉 →p. 64

- ICDと同様、心室頻拍や心室細動に用います。リードを皮下に植え込むため、血管穿刺に伴う合併症がなくなること、ペーシング機能がないことがICDと異なる点です。

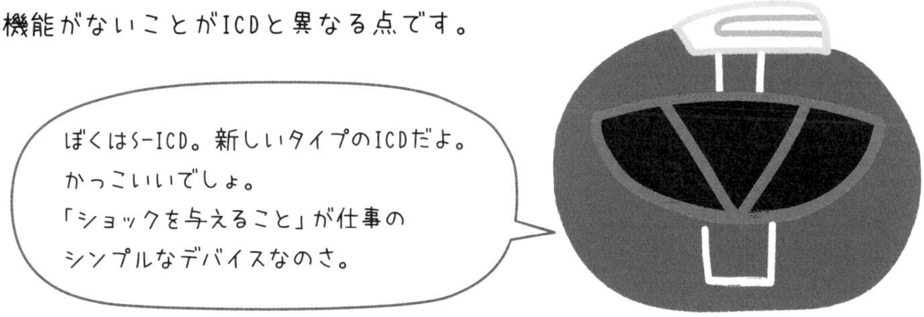

〈着用型自動除細動器（WCD）〉 →p. 82

- 着るタイプの除細動器で、心室頻拍、心室細動の発見から、ICDを植え込むまでの橋渡しとして使用されます。

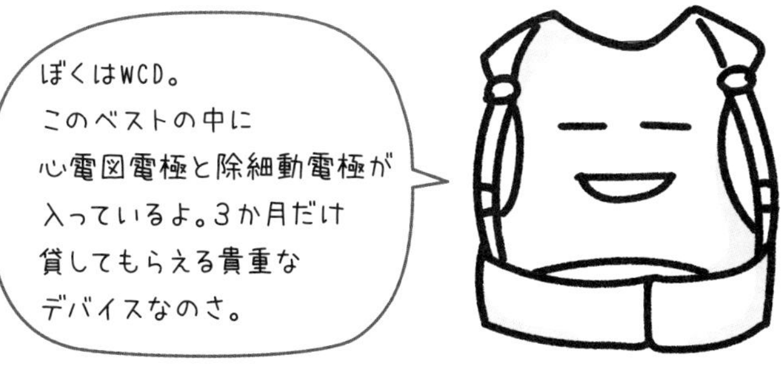

〈リードレスペースメーカ（LLPM）〉→p.51

● ペースメーカ適応で心室ペーシングのみ必要な症例に用います。

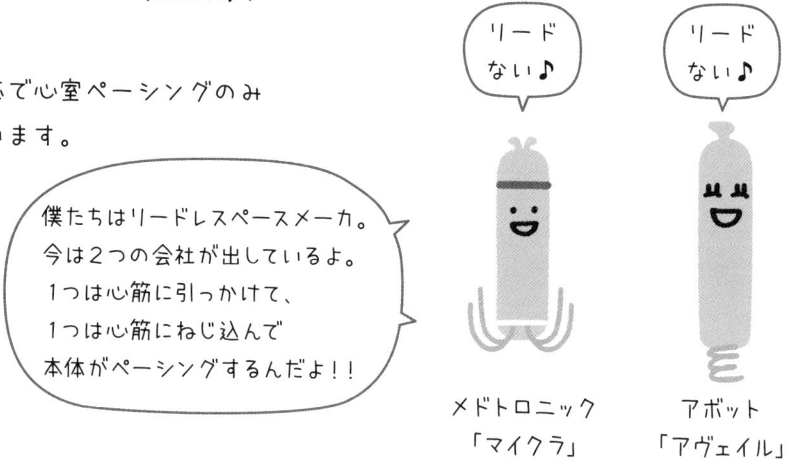

〈植込み型ループレコーダ（ILR）〉→p.80

（ICMと表記されることもあります）

● 皮下に植え込んで、心電図を記録します。
ペーシング機能はありません。
24時間心電図（ホルター心電図）を長期間記録できるため、失神や潜在性脳梗塞の診断に用いられます。
不整脈をどれだけ記録するかで変わりますが、2.5～4.5年程度使用できます。

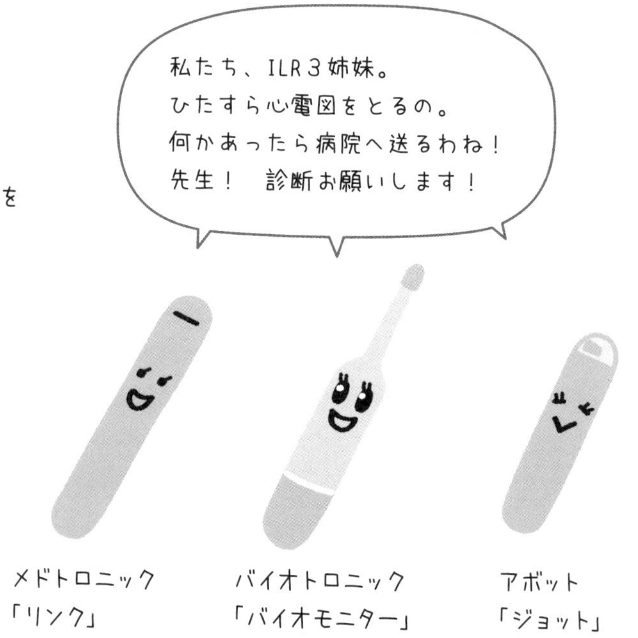

心臓デバイスの共通の利点の１つとして、**機器の中に不整脈が記録されます**。プログラマと呼ばれるデバイスチェック用の機器を使用することで、不整脈の波形や出現時間などの記録を抽出できます。

2 なぜ看護師も心臓デバイスを理解しなければならないの？

心臓デバイスは非常に専門性が高く、その機能の詳細や、ケアの方法を熟知しているスタッフが少ない分野でした。

高齢化により、心臓デバイスを装着している患者さんは年々増加傾向にあります。現在は、年間およそ６万件の心臓デバイスの新規植込みが行われています。

それに伴い、循環器疾患の専門病棟以外にも、心臓デバイスを装着している患者さんが入院する症例が増加しており、**当該診療科以外でも、対応が求められる時代になりました**。しかし、心臓デバイスの専門性の高さゆえ、情報や教育が十分でない現状があることも事実です。臨床で、デバイス装着患者さんをケアするうえで、困っていることがたくさんあると思います。

例えば…

- ① 心電図モニターの波形は、どのような形であれば正常なのか
- ② デバイス手帳はどう扱ったらよいのか
- ③ 手術や検査を受ける際の注意事項にはどのようなものがあるのか
- ④ 行ってはいけないケアや、避けるべき医療機器はあるのか
- デバイスについて相談されたら、どうすればよいのか

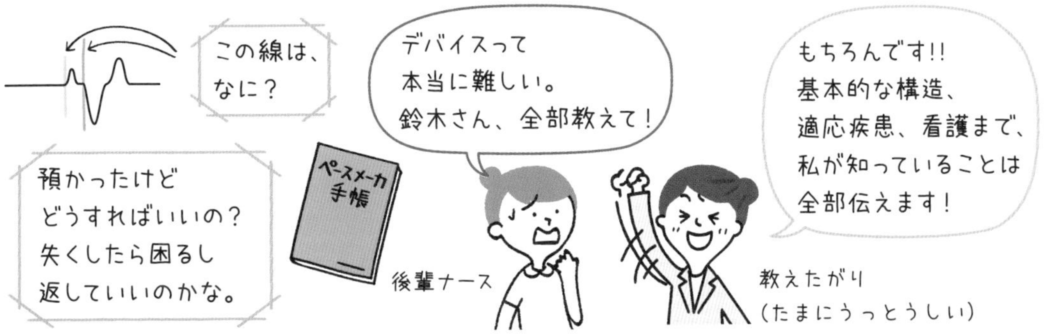

このような疑問に対し、デバイスナースとして活動している私が、臨床経験や患者さんの体験談をふまえてお話していきます。明日からの看護に活かしていただけたら、うれしいです。

デバイスナースとは

デバイスナース…聞いたことがない人も多いかもしれません。

デバイスナースとは、国家資格、認定資格ではなく、心臓デバイスにかかわる業務全般を行う看護師のことです。

決まった認定資格はありませんが、

「植込み型心臓不整脈デバイス認定士」（日本不整脈心電学会認定）や、

「CDR（Cardiac Device Representative）：ペースメーカ/ICD関連情報担当者」

を取得しているデバイスナースも多いです。

デバイスナースの活動は、所属している施設によってさまざまですが、共通しているのは、心臓デバイスを装着している患者さんの「看護」を、専任で行っているということです。

例えば…

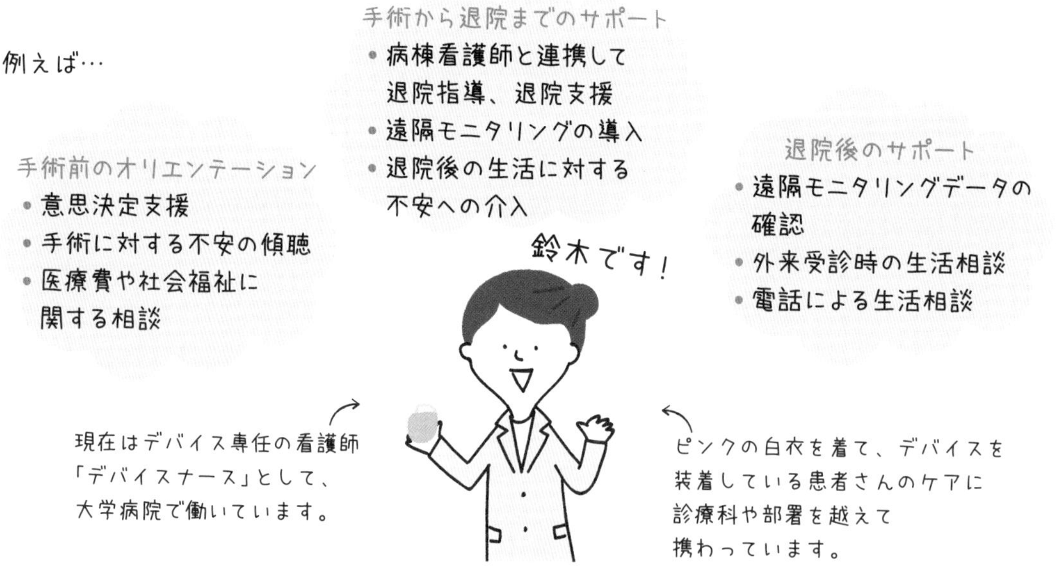

このように、植込み前から生活後のサポート全般を専任として行っています。

心臓デバイスは高性能化しており、十分な知識をもってサポートできる人材はまだ少ないです。しかし、デバイスがどんなに進化しても、患者さんが抱える身体的、精神的、経済的な負担は変わりません。心臓デバイスを装着した患者さんのQOLを高めるために尽力しているのが、わたしたちデバイスナースです。その必要性は少しずつ認知され始め、各施設でデバイスナースの育成が始まっており、今後の活躍が期待されています。

第2章

心臓ペースメーカ

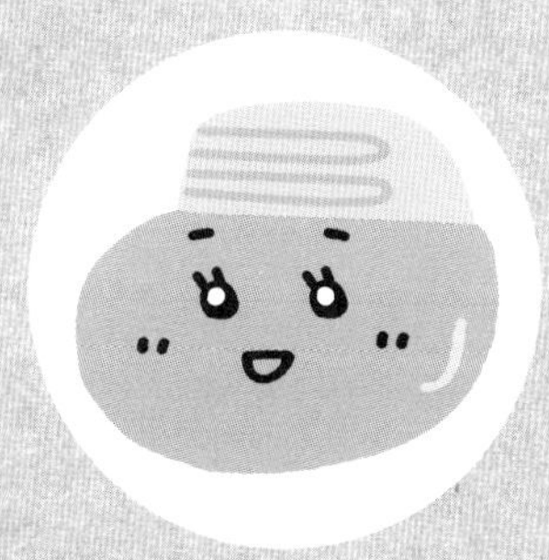

ペースメーカには、
心臓をサポートするための
多くの機能があります。
英語や略語がたくさん出てきて
難しく感じますが、根本的なことを
理解すれば じつはとてもシンプル です。
基礎医学を思い出しながら
読み進めていきましょう。

1 心臓ペースメーカって何だろう

では、それぞれの機器についてみていきましょう。まず、心臓ペースメーカ（以下、ペースメーカ）についてお話します。

ペースメーカ（pacemaker：PM）とは、そのまま訳すと「歩調をとる」という意味です。心臓は、毎日約10万回、伸びたり縮んだりを繰り返して（収縮・弛緩運動）、全身へ血液を送っています。その重要な役割を担うためには、心臓が正しいリズムではたらく（歩調をとる）必要がありますが、その動きを支配しているのは、心臓そのものが出している「刺激」です。

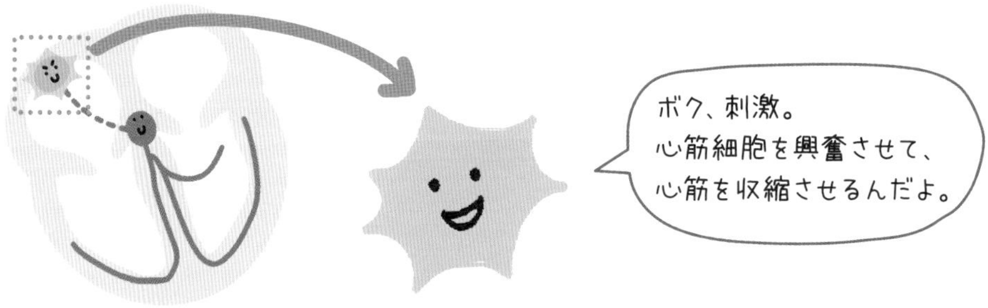

刺激は、右心房の一番上にある**「洞結節（洞房結節）」**から出て、**「房室結節」「ヒス束」「右脚・左脚」「プルキンエ線維」**という刺激伝導系を順序よく流れていくことで、心臓の収縮・弛緩運動の「歩調とり」をしています。

〈刺激伝導系のイメージ〉

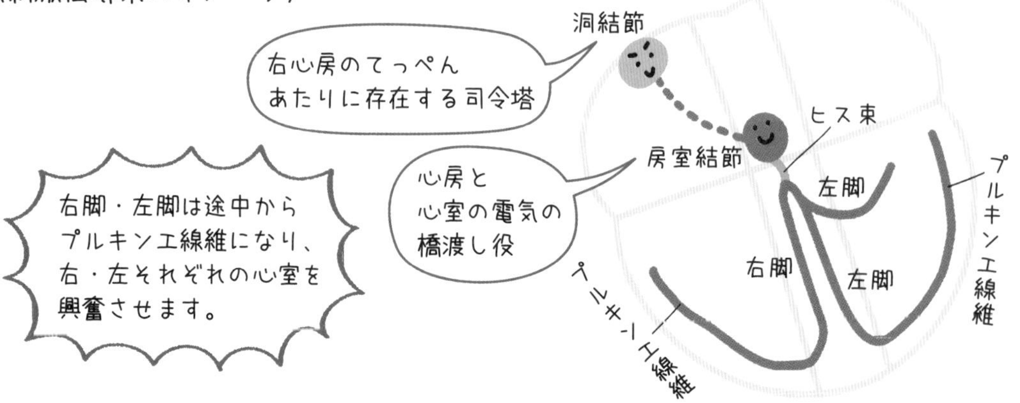

加齢や疾患によって、刺激伝導系に異常が起こり、心臓を動かすために歩調とりがじょうずにできなくなると、十分な血液を送り出すことができなくなります。そうなると、全身の細胞が酸素不足に陥るので、歩調とりをサポートするような治療が必要になります。その代表格が、ペースメーカです。

ペースメーカは、「歩調とり」が仕事なので、徐脈性不整脈（心拍数が著しく遅くなり、循環を維持できない状態を引き起こす不整脈）が適応になります。1分間の最低心拍数をペースメーカに設定し、自分の心拍（自己心拍）が下回ってしまうときに、足りないぶんを「補う」形で作動するため、自己心拍が設定した心拍数を超えているときははたらきません。

このため、頻脈性の不整脈に対しては「基本的には」干渉しません。

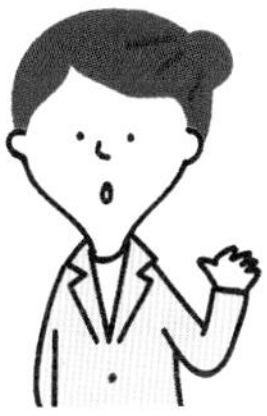

一部のペースメーカだけ
上室性の頻拍に干渉する
機能がありますが、
その説明は後ほど…。

（デバイスを効率的に勉強するために）

デバイスを勉強する際に、「機械の特性」を知ることはもちろん大事なのですが、それ以上に先にもっておきたい知識があります。それは、「心電図」「心周期」の基礎的な知識です。デバイスの設定や機能は難しく感じますが、心電図と心周期を理解しているとつながってくると思います。

このあと、デバイス適応疾患の心電図や、心周期の基礎医学が出てきます。土台を固めて、デバイスの理解につなげていきましょう。

心電図の基礎を理解していると、
例えば、心臓ペースメーカの設定に関するAV delayを勉強したときに、
心電図のPQ時間に置き換えて考えることが理解できます。
一見遠回りのように感じますが、デバイスをマスターするためには、
心電図と心周期を知っていたほうが近道なのです。

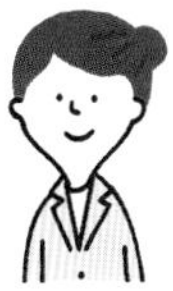

2 ペースメーカの構造が知りたい！

ペースメーカは、刺激伝導系をサポートするためのデバイスなので、刺激を出せる（電気的な活動ができる）構造になっています。ジェネレータと呼ばれる本体と、先端や途中に電極が付いているリードから成り立っています。

The pacemaker（一例）

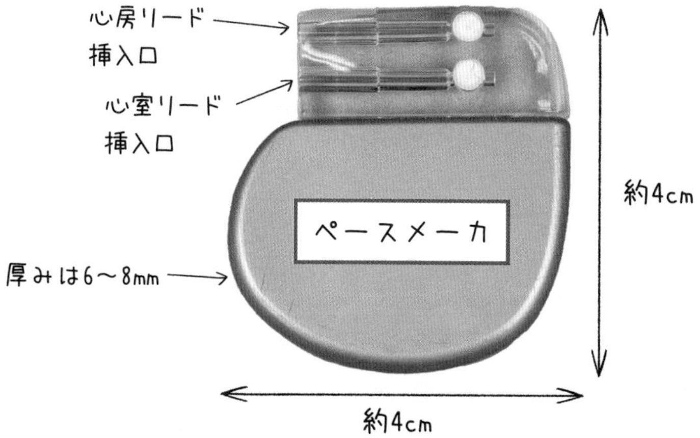

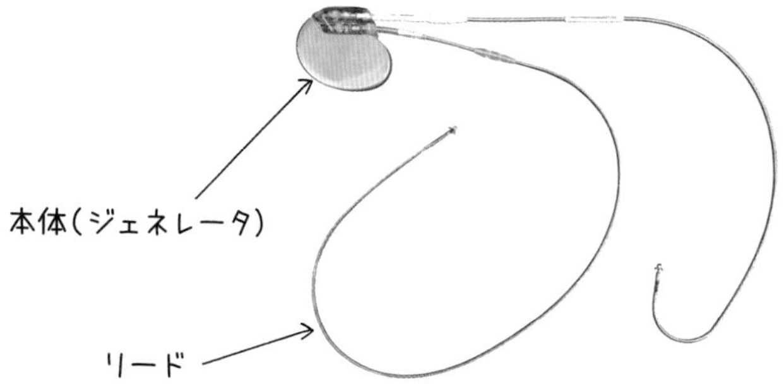

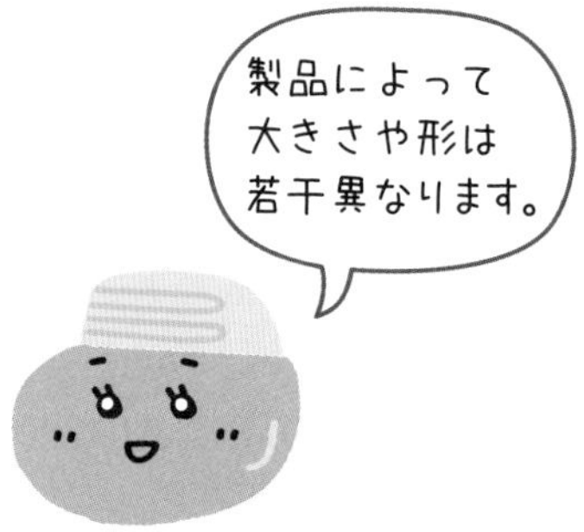

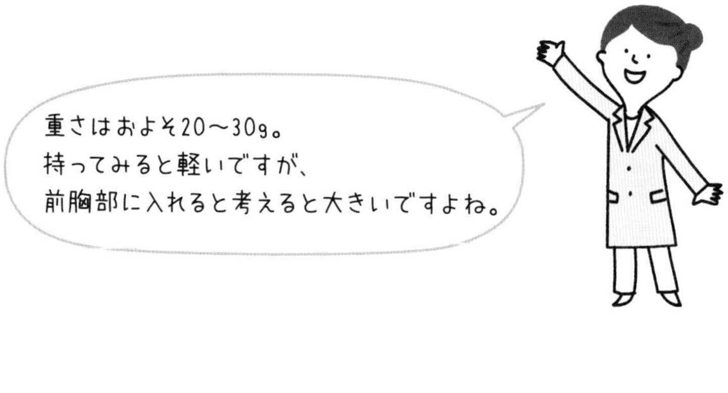

ジェネレータは、中に複雑な電気回路をもち、電池も入っています。

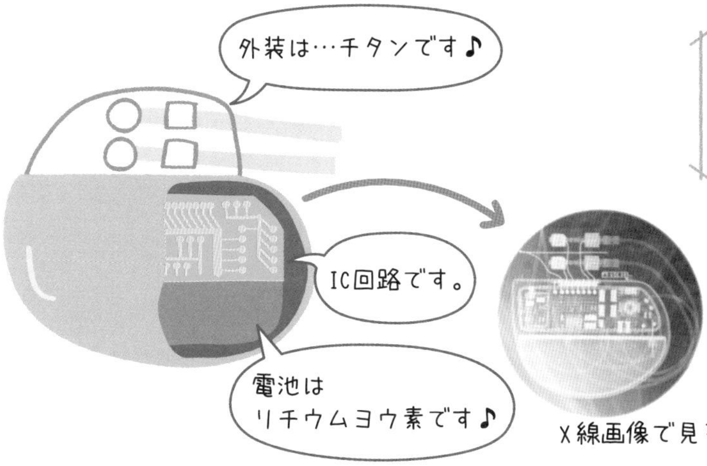

X線画像で見るとこんな感じ

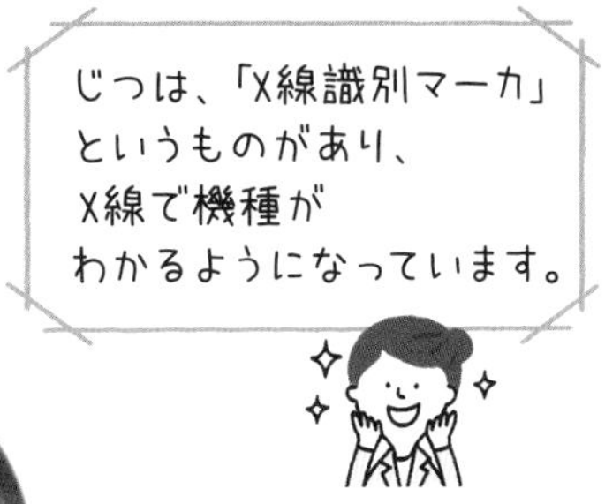

リードは、先端と途中に電極が付いています。心臓が刺激を出せないときは、先端の電極から刺激を出してサポートします。心臓が、自力で刺激を出せているときは、先端もしくは途中の電極で感知します。

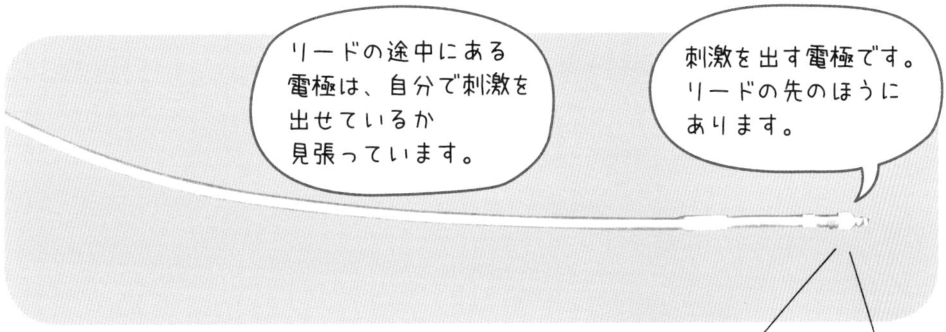

リードの先端は、

1. スクリューを心筋にねじ込むタイプ
2. 羽をひっかけるように埋め込むタイプ

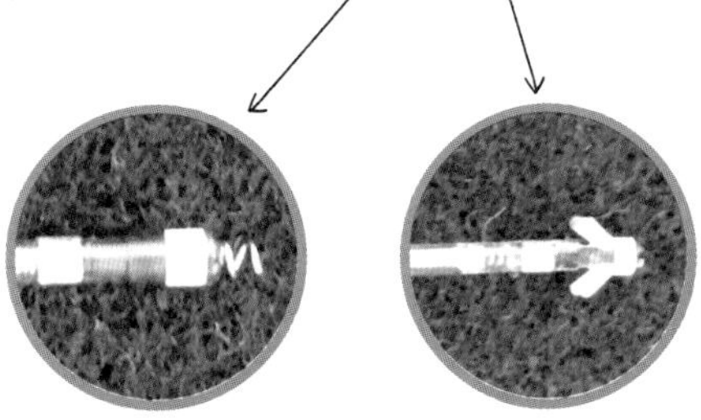

1.スクリューインリード　2.タインドリード

の2タイプがあります。

現在はほとんどの症例でスクリューインリードが使われており、タインドリードはあまり見かけません。

3 ペースメーカを理解するために必要な基礎医学

ペースメーカの概要がわかったところで、さらに理解を深めるために基礎医学を振り返りましょう。

❶ 心臓の解剖生理を復習しよう

ペースメーカを学びたいのに、いきなり解剖生理……？

ペースメーカのみならず、心臓デバイス全般にいえることですが、機能だけを勉強しても、患者さんを「看る」ための応用力が身につきません。ペースメーカをはじめとするデバイスをきちんと理解するためには、**心臓がどのようにはたらいているか**を知る必要があります。

解剖生理を復習して、心臓の状態とペースメーカの機能がつながるよう土台づくりをしましょう。

心臓の基本的なはたらきを理解するために覚えておきたい解剖は、４つの部屋、４つの弁だけです。

４つの部屋

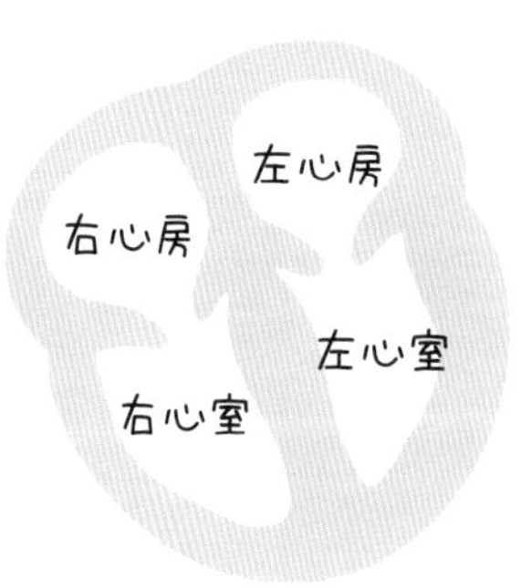

４つの弁

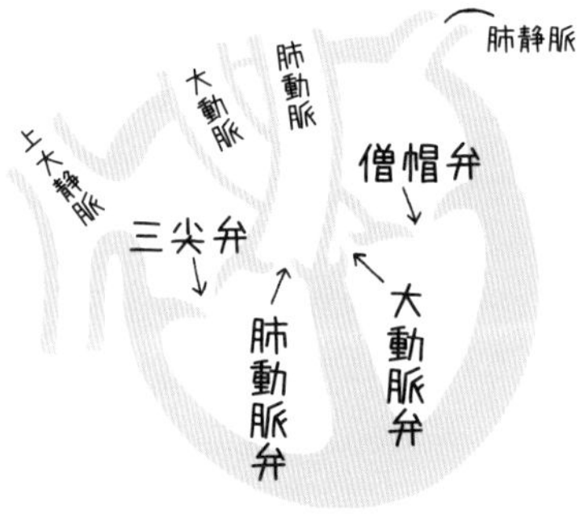

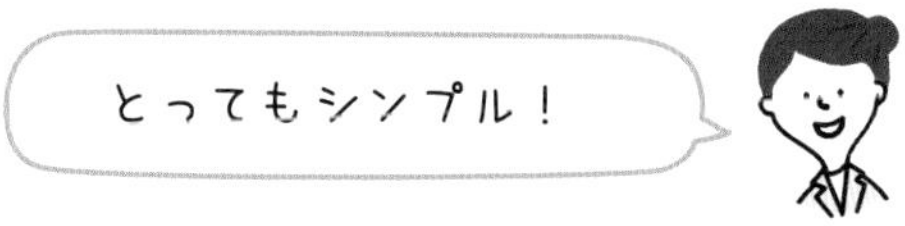

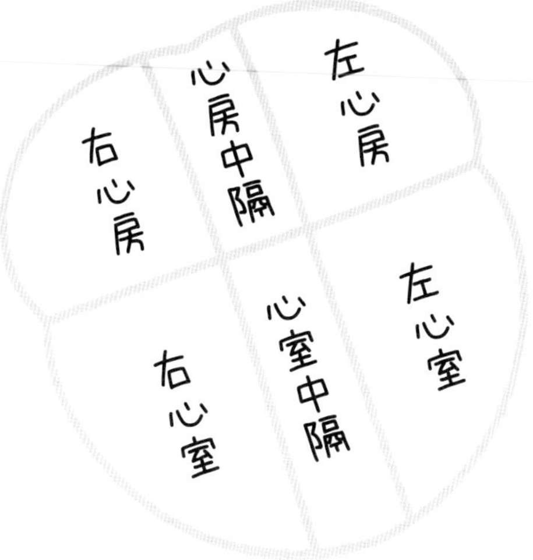

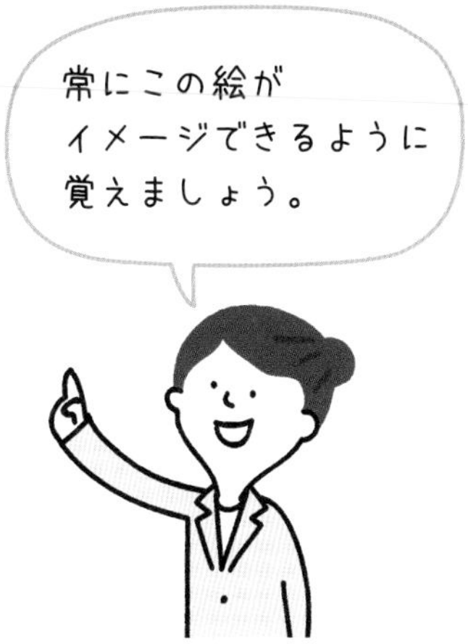

❷ 刺激伝導系を復習しよう

心臓の絵が、目の前にイメージできるようになったら、刺激伝導系を足してみましょう。

洞結節 → 房室結節 → ヒス束 → 右脚・左脚 → プルキンエ線維

という順番を復習しましょう!!

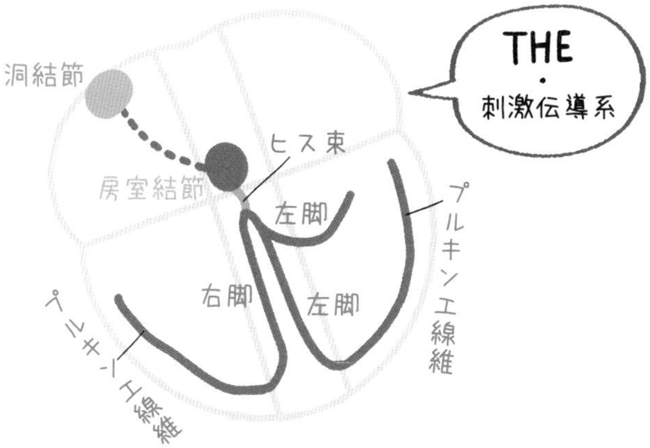

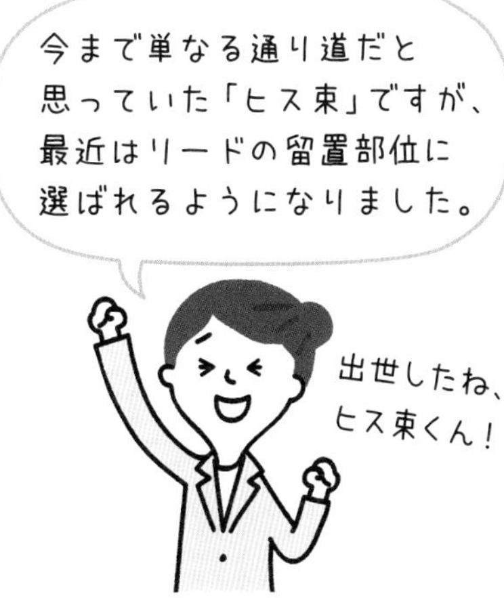

ここを理解しておくことはとても重要です。ペースメーカは、うまくはたらかなくなった刺激伝導系をサポートするためのデバイスです。まずは、正常な刺激伝導系を学び、各適応疾患で、どのようなサポートが必要なのかを理解しましょう。

❸ 心臓の収縮・弛緩運動をイメージする

刺激伝導系を復習すると、心臓の電気が流れる様子、それによって興奮させられた心筋細胞が収縮運動を起こすことを再度、理解できるはずです。ここまできたら、復習はほとんど終わりです。最後に、収縮運動によってどのように血液が送られているかをイメージできるようにしましょう。

心臓は、拡がって血液を蓄える「弛緩」と、ギュッと縮んで血液を一斉に送り出す「収縮」を繰り返していますが、この、「心房の収縮から、心室が収縮を終えて弛緩するまで」の一連の流れを、「**心周期**」といいます。

これが心周期のイメージ!!

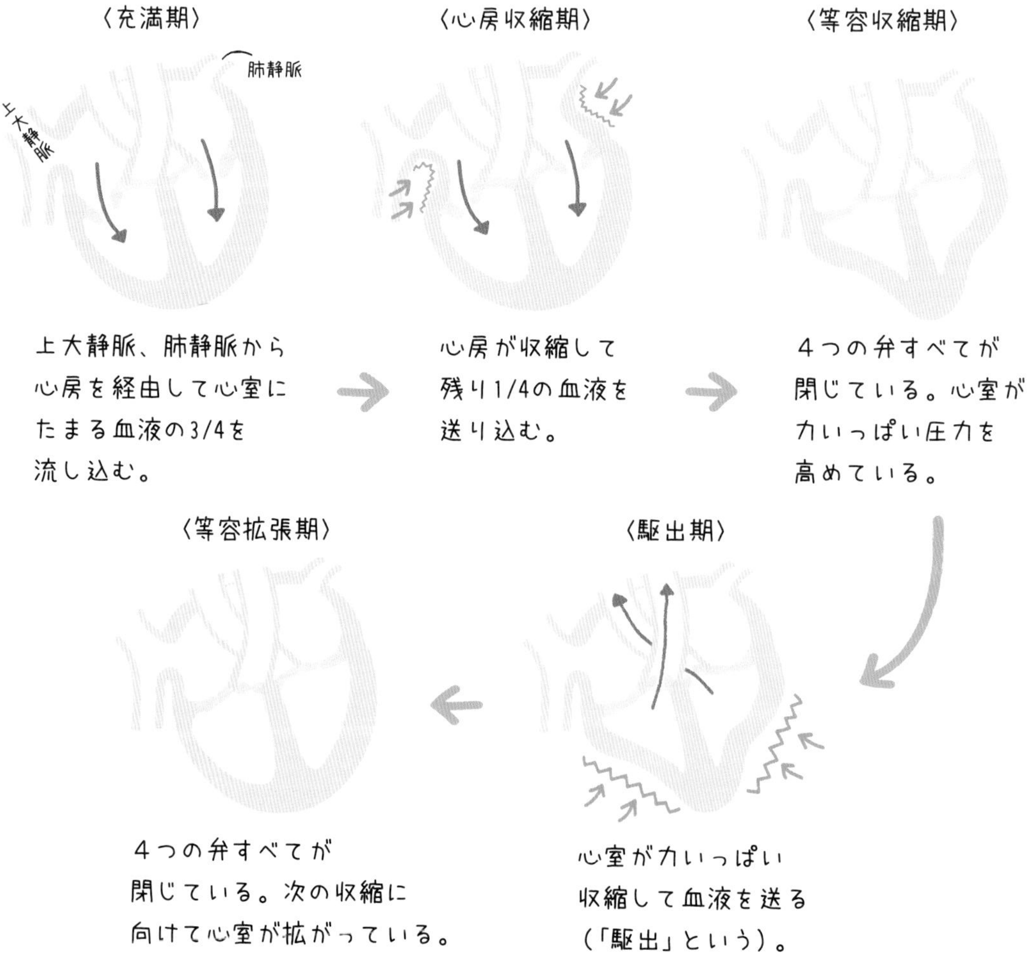

心臓は、心周期を繰り返して全身へ血液を送り、細胞・組織へと酸素を供給しています。

問題なく心周期を繰り返すためには、刺激伝導系が正常に機能している必要があります。刺激伝導系がうまくはたらかず、心臓のペース（歩調）をメーク（つくる）できなくなった場合に、ペースメーカにサポートしてもらい、正常に心周期が繰り返されるようにします。

刺激伝導系のサポートだけではなく、心周期が正常に繰り返され、全身へ血液が正常に送られるようにすることが目的です。そのため、刺激伝導系に多少の異常があっても、全身へ血液が問題なく送られているケースでは、ペースメーカの適応にはなりません。**「疾患」だけではなく、「状態」によって適応が決まる**ことを理解しておきましょう。

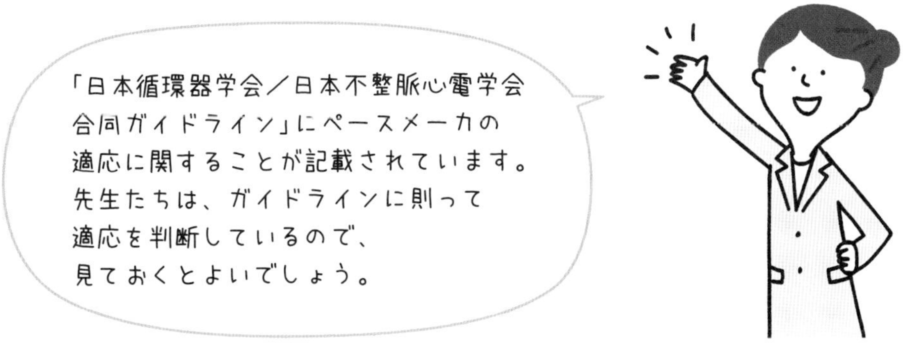

ちょっとひと息　ペースメーカの歴史とガイドライン

めざましい発展を遂げているペースメーカですが、臨床に応用され始めたのは1960年代で、その歴史は深いです。

開発当初のペースメーカは、VOOモード（p.128）のみであり、自己心拍を感知できる機能がなく、不適切なペーシングから心室細動を誘発するリスクがありました。VVIモードの開発によってそのリスクを回避できるようになり、多くの臨床試験によってエビデンスが積み重ねられ、現在の発展があります。

ガイドラインは難しく感じますが、読んでみるとペースメーカのことのみならず、適応疾患に関しても理解が深まります。日ごろ、看護師がガイドラインに触れる機会は少ないですが、一度読んでおくとよいと思います。

4 ペースメーカに関する用語を覚えよう

❶ ペーシング

その意味のままで、「ペースをつくる」ことです。洞結節が刺激を十分に出すことができない、もしくは刺激伝導系のどこかで刺激が途絶えてしまう状態では、心筋細胞が順序よく興奮・収縮することができません。刺激を出せない状況であれば代わりに刺激を出し、刺激が途絶えてしまう状態であれば途絶えた先に刺激を出す役割をします。この機能を「ペーシング（機能）」といいます。

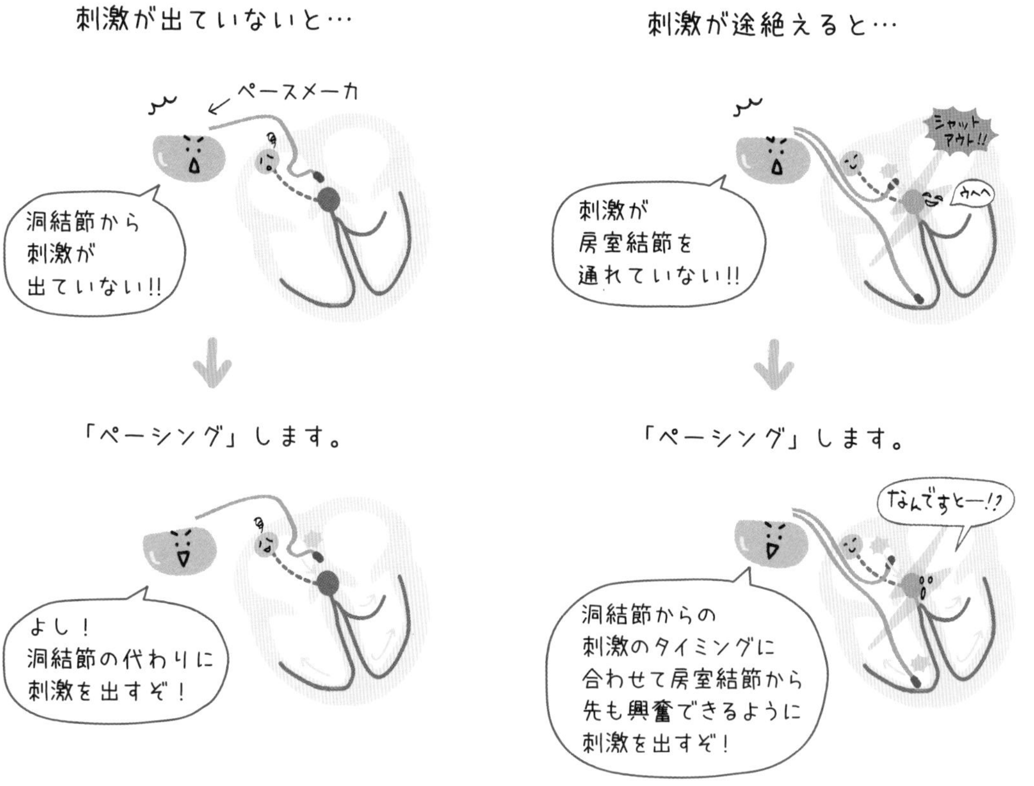

❷ センシング

その言葉のとおり、
「感知する」ことです。

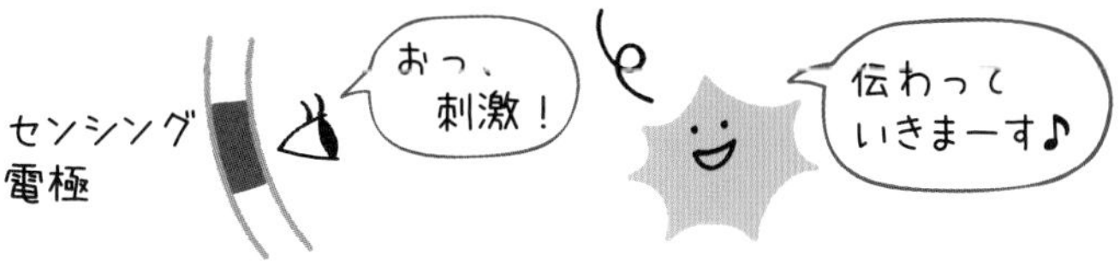

ペースメーカが出す刺激よりも、自己心拍で興奮・収縮するほうが生理的であるため、先述のとおり、ペースメーカに設定した１分間の最低心拍数を自己心拍が上回っているときは、作動しません。そのため、自己心拍がきちんと出ているかを感知する機能が必要で、この機能を「センシング（機能）」といいます。

〈自己の刺激〉

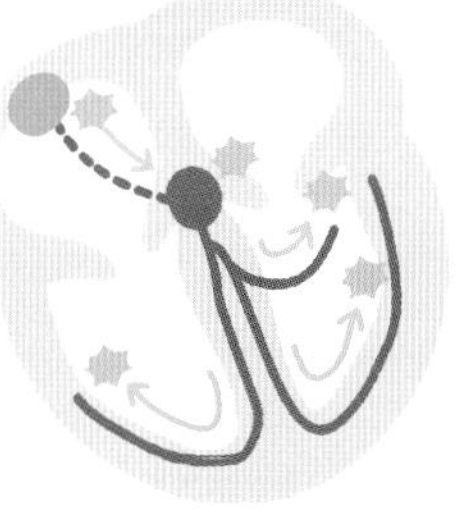

洞結節から刺激が出て、
房室結節→ヒス束→右脚・左脚
→プルキンエ線維と
順序よく伝わり、心房と心室が
連動して収縮できる。

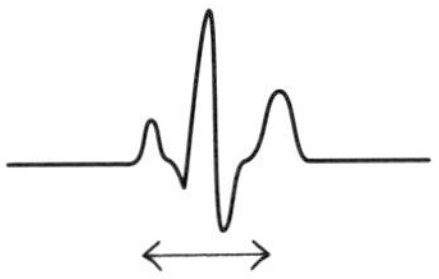

うまく収縮しているので
QRS波狭い！

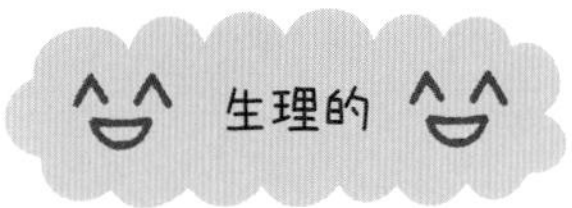

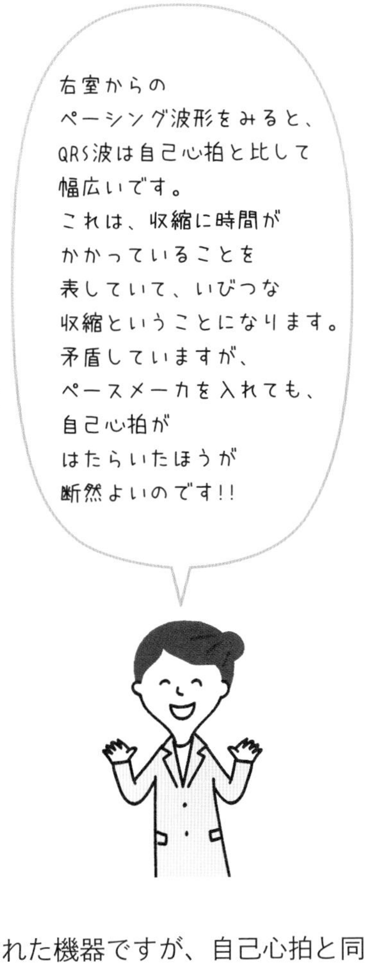

〈ペーシング刺激〉

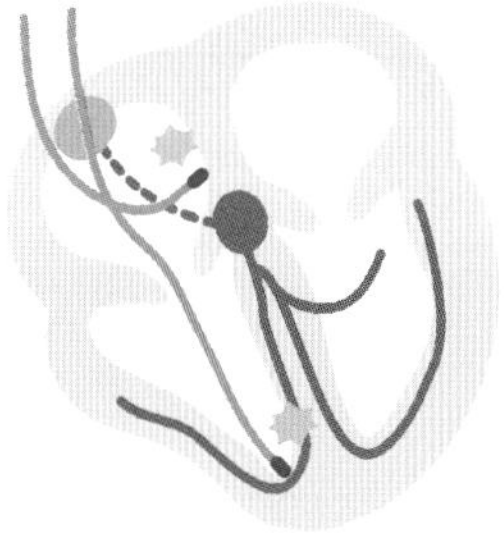

１本あるいは２本のリードから
刺激が出される。
心房内と心尖部からの
刺激伝導になるため、
収縮が少しいびつになる。

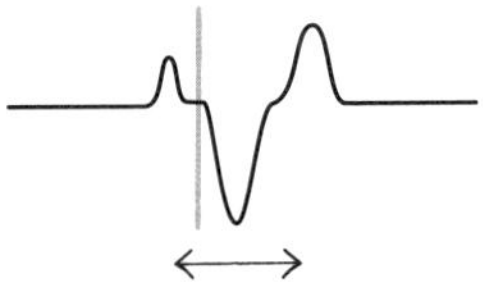

いびつな収縮なので
QRS波広い！

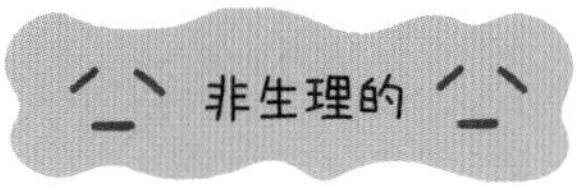

ペースメーカはとてもすぐれた機器ですが、自己心拍と同じような興奮・収縮を起こすことは難しいです。特に、心室からのペーシングはいびつな収縮となるため、心機能を下げてしまうことがあります。また、ペースメーカ自体も、刺激を出せば出すほど（ペーシングをすればするほど）電池の消耗も早くなり、ジェネレータ（電池）交換の時期も早まってしまいます。生理的な収縮をする、電池を節約する、両方の面で自己心拍を活かすほうがよいのです。

5 ペースメーカの適応疾患

❶ 洞不全症候群（SSS《エスエスエス》）

いきなり聞き慣れない不整脈名が出てきました。しかし、読んで字のごとく、刺激伝導系の出発点である**「洞結節」の機能が「不全」**になってしまって起こる不整脈です。

洞不全症候群には、３種類あります。

① 洞性徐脈
② 洞房ブロック
③ 洞停止

} **適応はAAIモード**

１つずつみていきましょう。

① 洞性徐脈（S《サイナス》.brady《ブラディ》＝Sinus bradycardia）

「洞」結節が原因で起こる「徐脈」で、自己の刺激（脈拍）が、１分間に60回（文献によっては50回）以下になるものです。洞結節は、通常、成人では１分間に60～80回程度の刺激を出しますが、この数は、**「神経」**によって調整されています。人体を興奮させる**「交感神経」**が強くはたらくと、刺激が早く出されます。人体をリラックスさせる**「迷走神経（副交感神経）」**が強くはたらくと、ゆっくり刺激が出されます。この、**「迷走神経」が強くはたらいている**ことによって、洞性徐脈が起こります。

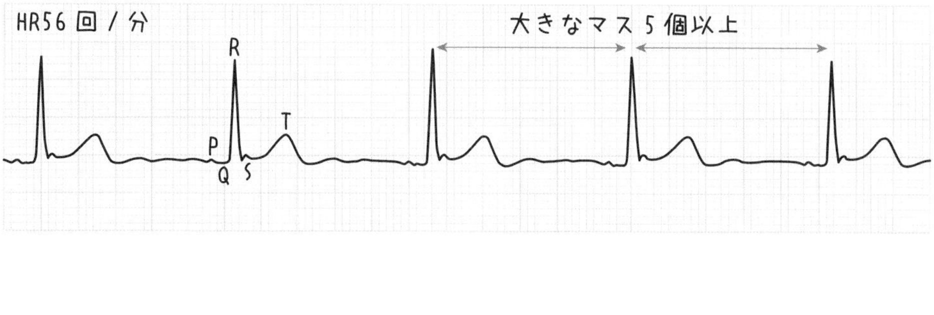

心拍数が減るぶん、歩調とりがゆっくりになり、全身へ血液を送る回数も減ります。しかし、洞結節から刺激が出ており、順序よく興奮・収縮するので、**1分間20〜30回台の高度な徐脈でなければ、血行動態はさほど崩れません。**

厳密にいうと、洞結節自体の機能低下によって起こるのではなく、神経のはたらきによって洞結節から出される刺激が減ることで起こります。そのため、心拍数を上げる薬剤で対処できることもあり、必ずペースメーカが必要というわけではありません。**徐脈の程度や症状によって、ペースメーカの適応が決まります。**

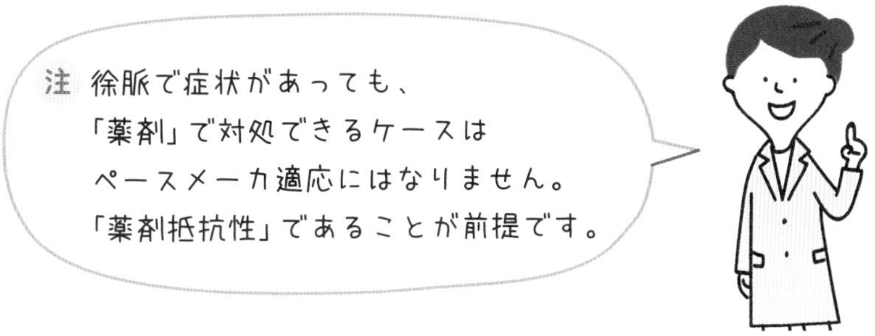

他に合併症のない、高度な洞性徐脈の場合、ペースメーカのモードは、基本的にはAAI（p.30）で十分です。洞結節から出る刺激が遅いだけで房室結節より下の伝導路に問題がないため、刺激の出る回数を増やしてあげるだけでよいのです。

〈洞性徐脈〉

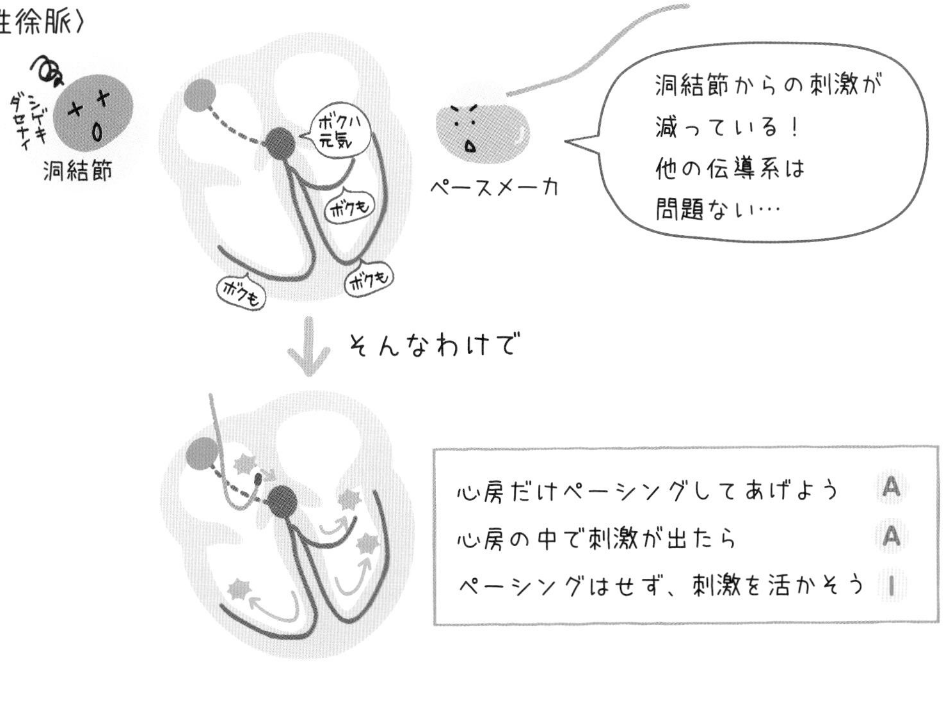

② 洞房ブロック（S《エス》-A《エー》 block《ブロック》）

洞房ブロックは、読んで字のごとく、「洞」結節と、「房室」結節の間がブロックされるものです。洞結節からはいつもどおり刺激が出されますが、房室結節までの間にブロックされてしまい、心房が興奮できない状態です。このため、心電図としては、P波がありません。房室結節から下へも刺激が伝わらないので、心室が興奮できず、QRS波も出ません。必ずしもペースメーカの適応ではなく、**症状と血行動態によります。**

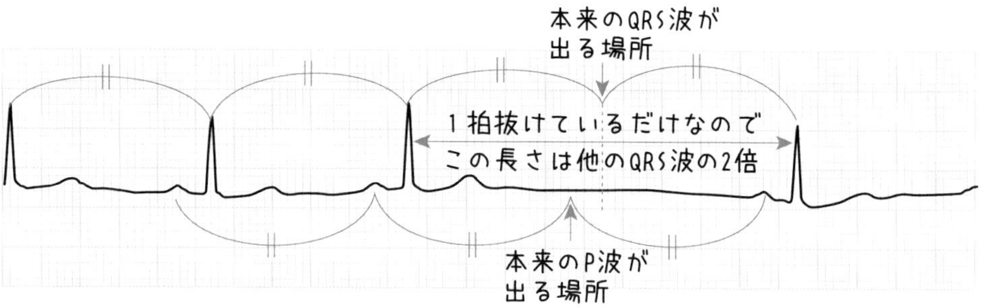

洞房ブロックの場合のペースメーカのモードは、基本的にはAAI（p.30）で十分です。洞結節から出た刺激が、心房の中で途絶えてしまうので、心房をペーシングしてあげればよいのです。

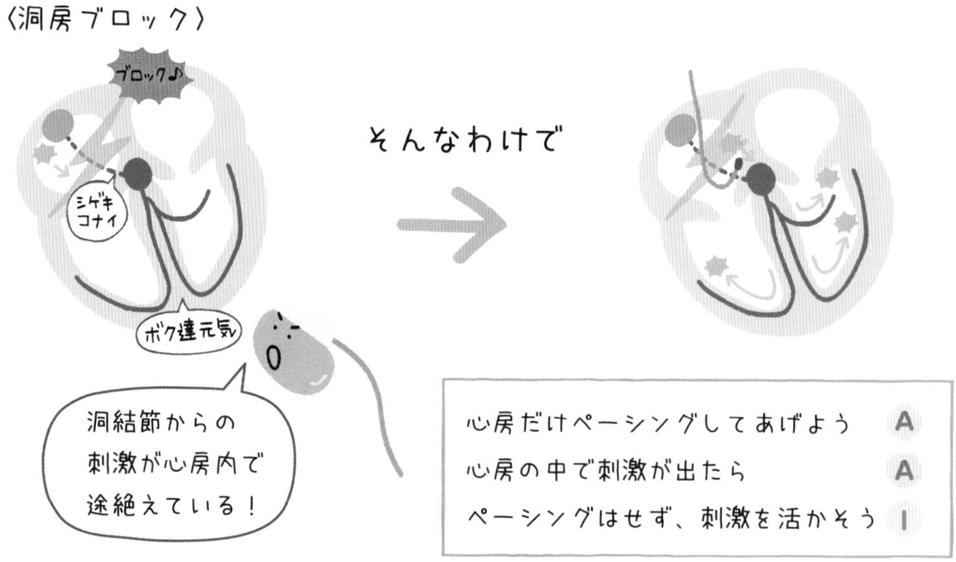

③ 洞停止 (S《サイナス》.arrest《アレスト》)

洞停止は、「洞」結節が「停止」してしまうので、洞結節から刺激が出ません。このため、心電図としては、次に洞結節が刺激を出すまでの間、P波も、QRS波も、T波も出ません。

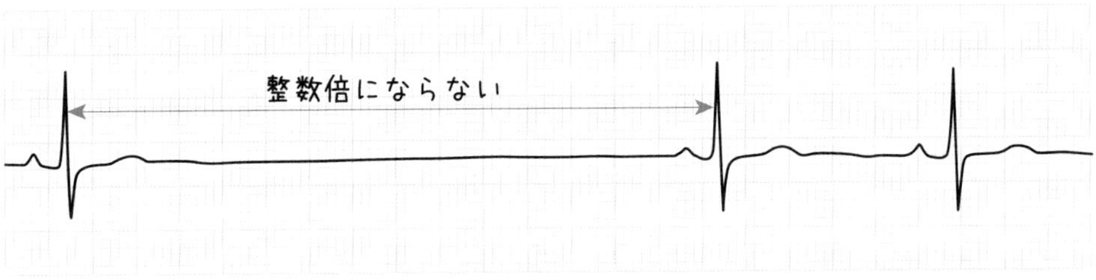

一見、洞房ブロックと同じような波形が出ますが、洞房ブロックは、「刺激は出ているけれども遮断されている状態」で、前のQRSから次のQRSまでが、他のQRS波の間隔の整数倍になります。

洞停止は、「そもそも刺激が出ていない」状態なので、次に洞結節が刺激を出すまでの間、心電図はほぼ平坦になりますが、その長さがまちまちで、その間は歩調とりができません。平坦な部分が1.5秒以上続くことをpause(ポーズ) といい、3秒以上で洞停止と診断されます。

洞停止では、次に刺激の出るタイミングがわからず、**血液を送り出せない時間が長くなる危険性が高いため、ペースメーカの適応となります。**

洞停止での、ペースメーカの適応モードは、基本的にはAAI(p.30) で十分です。洞結節が刺激を出せないことにより、房室結節より下の伝導路に刺激が伝わらない状態なので、洞結節の代わりに刺激を出してあげれば、通常どおり歩調とりができます。

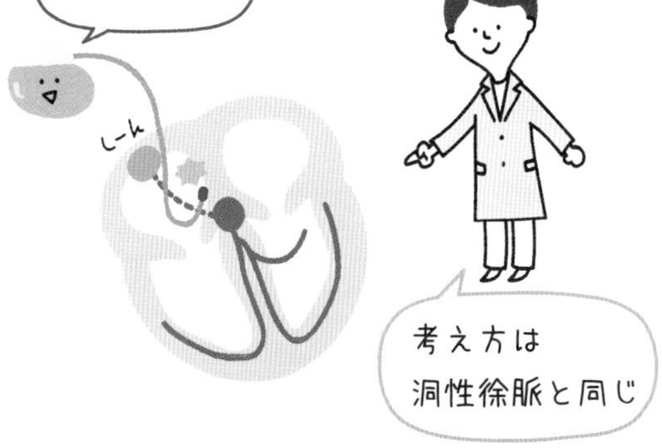

❷ 房室ブロック（A-V《エーブイ》 block《ブロック》、AVB《エーブイビー》）

読んで字のごとく、**「房室」結節でブロックが起こる状態**のことで、４種類あります。原因は、房室結節自体が、加齢や疾患などによって役割を果たせなくなることにあります。

① Ⅰ度房室ブロック（Ⅰ°AVB）……………………**適応外**
② Ⅱ度房室ブロック（ウェンケバッハ型）
③ Ⅱ度房室ブロック（モービッツⅡ型）
④ 完全房室ブロック（コンプリートAV block）
（②〜④）**適応は** DDD（R）**モード**（p.34）

１つずつみていきましょう。

① Ⅰ度房室ブロック（Ⅰ°AVB）

最も軽症な房室ブロックで、実際は「ブロック」は起こっていません。房室結節を刺激が伝導する速度が遅くなり（通常は0.2秒以内）、歩調とりが間延びするだけです。心電図は、心房の興奮を表すP波から、心室の興奮を表すQRS波が出るまでの間隔が少し長くなります。

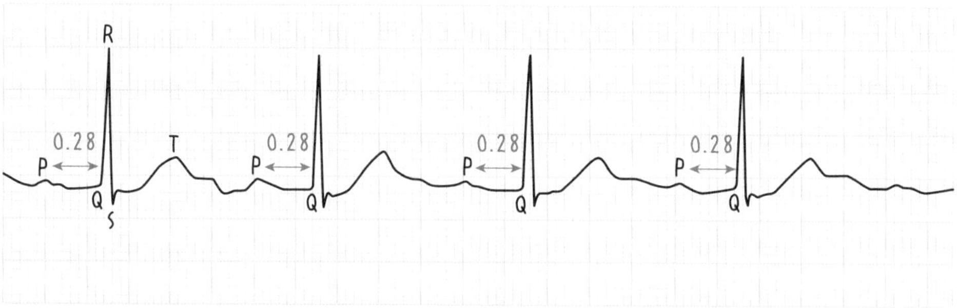

実際にはブロックは起こっておらず、心房から心室へ血液を送り込み、心室が全身へ血液を送るという工程も乱れないため、血行動態が崩れることはほとんどありません。そのため、Ⅰ度房室ブロックは、**ペースメーカの適応ではありません。**

② Ⅱ度房室ブロック（ウェンケバッハ型）

Ⅰ度房室ブロックよりも、房室結節のはたらきが悪くなった状態です。「房室結節がとても疲れやすい」と考えるとわかりやすいです。

最初は、房室結節が元気なので、問題なく刺激を伝導でき、歩調とりもいつもどおりです。しかし、徐々に疲れがたまり、房室結節の刺激伝導が少しずつ遅くなり、歩調とりも遅くなります。さらに疲れがたまると、ついには房室結節の伝導を休んでしまい、歩調とりもできなくなります。しかし、１回休むとまた元気になり、問題なく刺激伝導ができる状態に戻ります。

この繰り返しを「ウェンケバッハ周期」といい、この不整脈をウェンケバッハ型の房室ブロックといいます。心電図的には、P波からQRS波までの間隔が徐々に延び、ついにはP波に続くQRS波が１回欠落します。

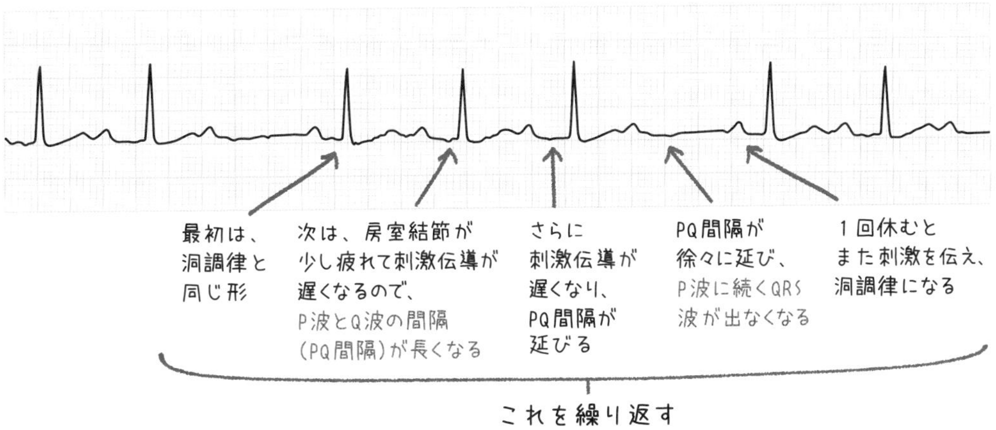

房室結節の伝導が少しずつ遅くなっても、心房から心室へ血液を送り込み、心室が全身へ血液を送るという工程は乱れないため、さほど血行動態に影響しません。房室結節の伝導を１回休むときは、全身へ血液を送れなくなりますが、その後はいつもどおり伝導し、血液を送ることができると予想できるため、ウェンケバッハ型の房室ブロックも、基本的には**ペースメーカが不要なケースが多い**です。

しかし、症状が強く、めまいやふらつきなどを伴うケースでは、ペースメーカを植え込むことがあります。

③ Ⅱ度房室ブロック（モービッツⅡ型）

ウェンケバッハ型のように、周期的に刺激が途絶えるときがあるのではなく、**何の前兆もなく、いきなり刺激が途絶える状態**です。心拍数が、１分間に30回未満になることもあります。

心電図的には、洞結節～房室結節は刺激が伝わるのでP波は出ますが、P波に続くはずのQRS波が、何の前兆もなく欠落します。

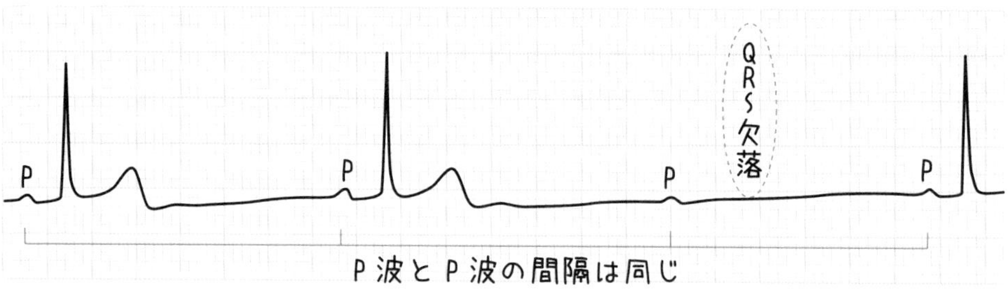

何の前兆もなく、QRS波が欠落するということは、いつブロックが起こるかわからない状況ということです。ブロックが増えたり、続いたりすると、血液を送り出せない機会が増え、血圧が下がり、意識を失うなどの症状が出てきます。**高度房室ブロックに移行する可能性が高い**ので、ペースメーカの適応になります。

このときのペースメーカのモードは、基本的には**DDD(R)**（p.34）です。房室結節で刺激伝導がブロックされるので、心房、心室の両方が連動して動けるようペーシング（歩調とり）する必要があります。

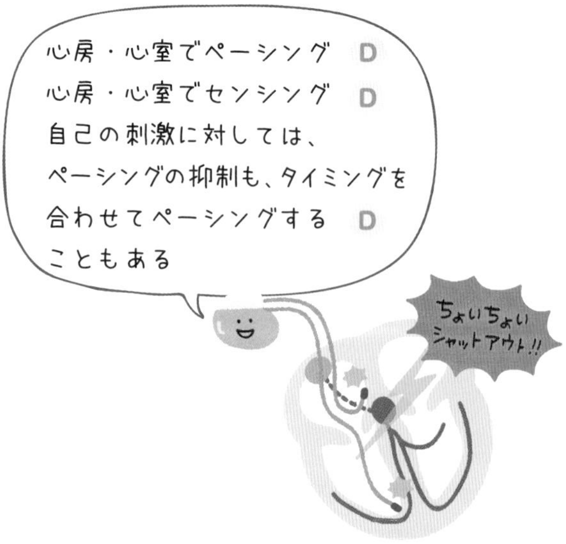

④ 完全房室ブロック（コンプリートAVB、C-AVB）

その名のとおり、「完全」に「房室」伝導が「ブロック」されてしまった状態で、房室結節より先の伝導系にまったく刺激が伝わらなくなります。

この状況に陥ると、心室は「自動能」をはたらかせて、自分自身で刺激をつくり出して興奮・収縮しますが、刺激をつくることに慣れていないため、１分間に30回程度しかつくることができません。洞結節は洞結節で、いつもどおりはたらいているので、１分間に60〜80回の頻度で刺激を出して興奮・収縮していますが、房室結節で刺激伝導がブロックされているため、心房と心室が連動しません。

心電図は特徴的で、P波もQRS波もそれぞれ規則的に出ているのですが、連動していない形になります。

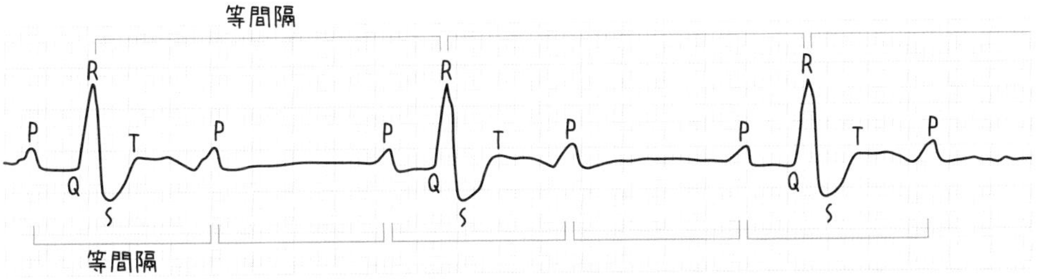

この不整脈では、心房から心室へ血液を十分に送ることができないまま心室が収縮することになるため、全身に送る血液量が著しく減り、**アダムス・ストークス発作という意識消失発作を起こすこともあります**。そのため、ペースメーカの適応になります。

このときのモードはモービッツⅡ型と同じで、DDD(R)(p.34)です。心房と心室が連動できるよう、両方をペーシングする必要があります。

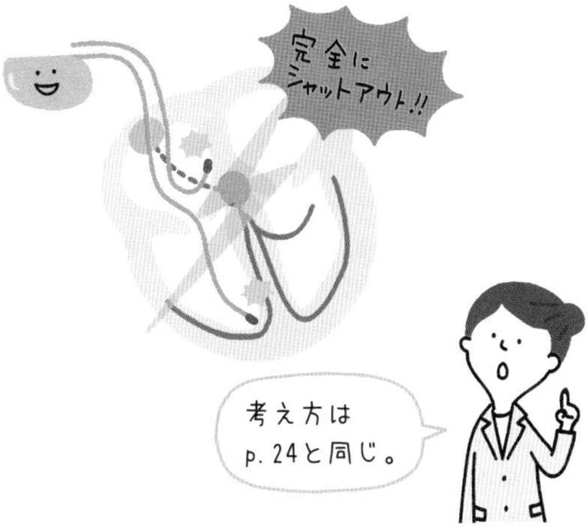

③ 徐脈性心房細動

その名のとおり、**「心房細動」の心拍数が、「徐脈」レベル**である不整脈です。心房細動（AF）は、心房が1分間に400回以上の刺激を出してしまい、それらの刺激に反応して小刻みに震えている状態で、心房が正常に収縮できなくなります。

心房が興奮できないためP波がなく、代わりに、「ｆ波（細動波）」と呼ばれる細かな波が出るため、基線が揺れているような波形になります。たまたま、房室結節を通過できた刺激が、房室結節以下に伝わって心室を興奮させますが、このタイミングもバラバラなので、QRS波の間隔が不整になります。

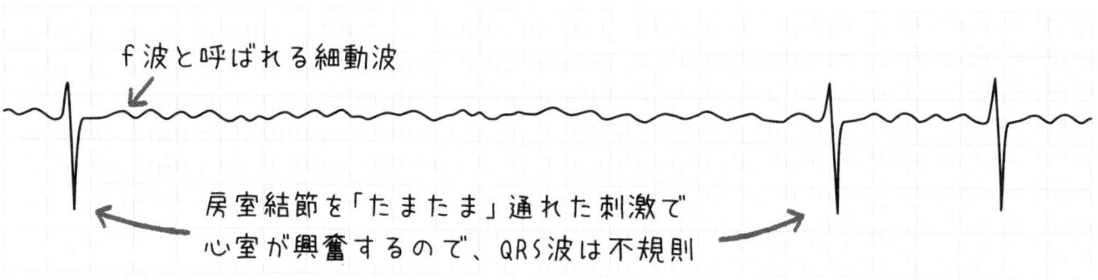

通常は、心房がギュッと収縮することで、心室へたまるべき血液の最後の1/4を送り込みますが、このぶんが送られなくなり、いつもの3/4程度の駆出量を全身へ送る状態になります。

さらに、徐脈になると、ただでさえ駆出量が減っているのに、送り出す回数までもが減ってしまい、血圧が下がり、血行動態が崩れやすくなるため、ペースメーカの適応になります。

このときのモードは、基本的には**VVI**（p.31）となります。細動を起こしている心房は、ペーシングすることもセンシングすることも難しいです。

全身へ十分な血液を送ることができる心拍数を、心室をペーシングして確保する必要があります。

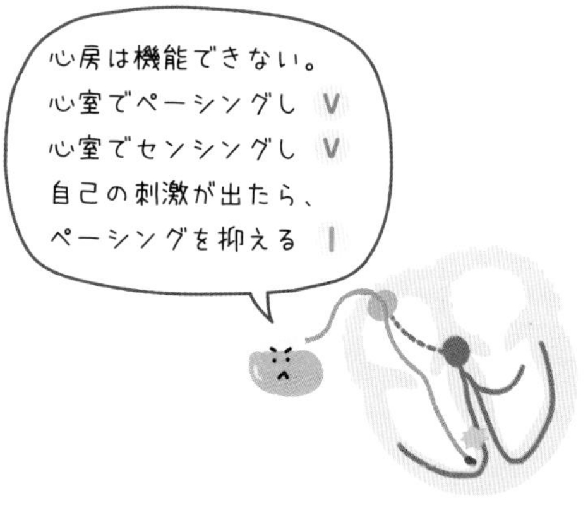

6 モードの意味を覚えよう

ペーシング、センシングの意味を理解できたら、次は、「モード（mode）」を覚えましょう。

ペースメーカをはじめとする、ペーシング機能のあるデバイスは、NBGコードと呼ばれる、アルファベット３文字で表示されます。最初の文字は、ペーシングする場所、２番目の文字は、センシングする場所、３番目の文字は、センシングした結果、どのように対応するかを示しています。

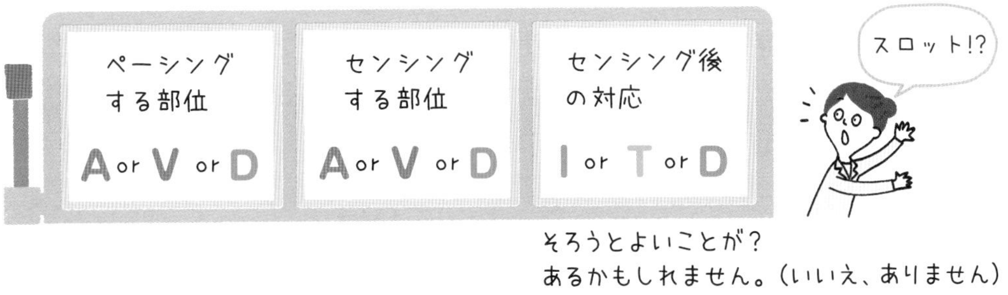

出てくる文字について学びましょう。

A → Atrium（心房）
V → Ventricle（心室）
D → Dual（両方）

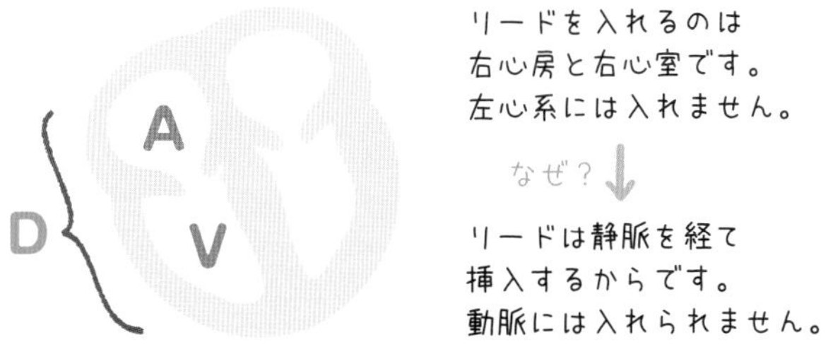

I → Inhibit（抑制）
T → Trigger（同期）
D → Dual（両方）

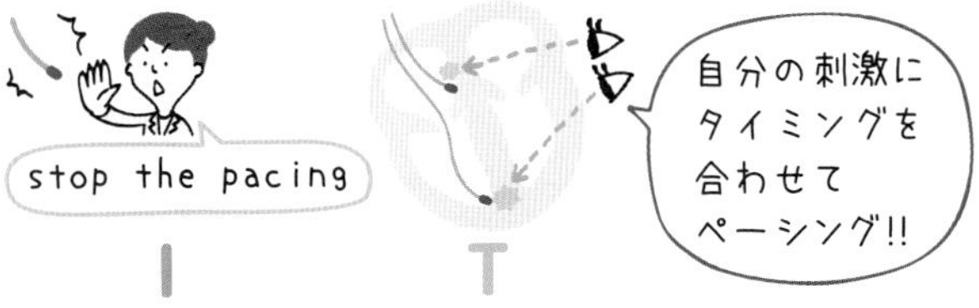

基本的なモードは、この６つの文字で表されます。覚えましょう。

では、実際のモード設定が、どのようなものなのかを学んでいきます。

最初の文字　ペーシングする場所を表す

ペーシング刺激

A → 心房でペーシングする

V → 心室でペーシングする

D → 心房、心室の両方でペーシングする

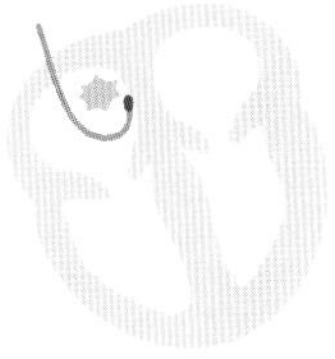

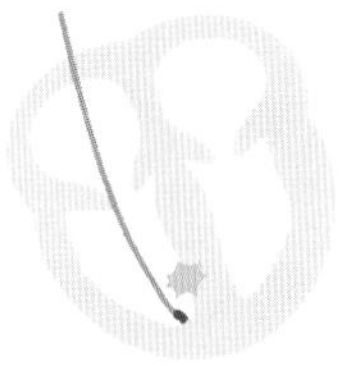

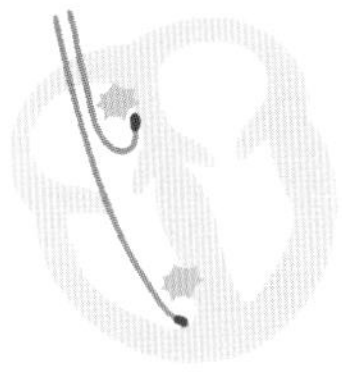

2番目の文字　センシングする場所を表す

センシングの目

A → 心房でセンシングする

V → 心室でセンシングする

D → 心房、心室の両方でセンシングする

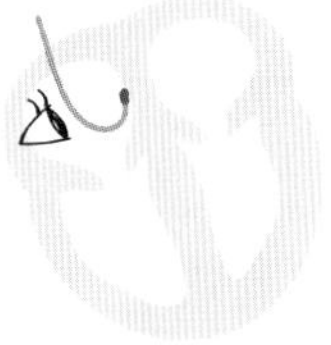

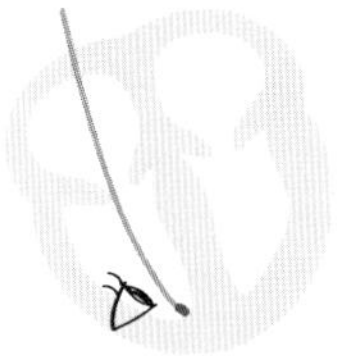

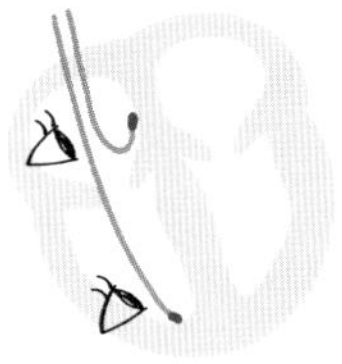

3番目の文字　センシングした結果どうするかを表す

I →　どのような場合でもペーシングしない（抑制）

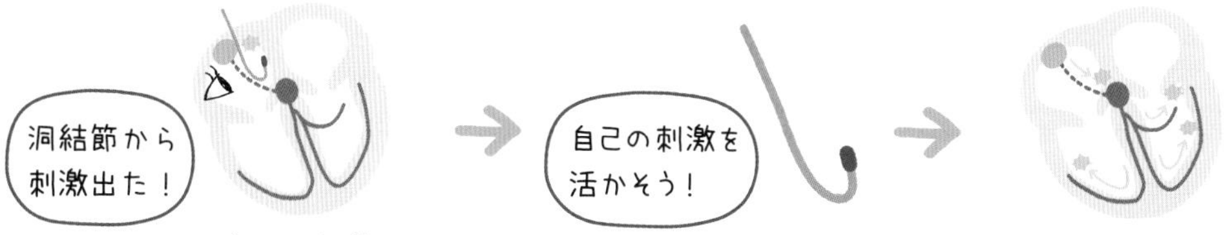

自己の刺激を感知すると…

ペーシングを抑制して…

自己の刺激伝導で興奮・収縮する。

T →　自己の刺激にタイミングを合わせてペーシングする（同期）

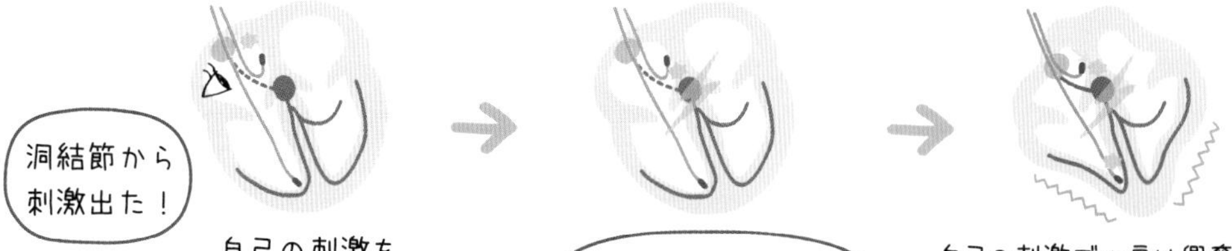

自己の刺激を感知した後…

房室ブロックで房室結節を通れないから、自己の刺激に合わせてペーシング！

自己の刺激で心房は興奮・収縮、心房の収縮と連動して心室が収縮できるように心室ペーシングし、心室はペーシング刺激で興奮・収縮する。

D →　上記の両方をする

3番目の文字がわかりにくいですね。自己の刺激を感知した場合、すべて活かしたほうが生理的でしょう。このため、基本的には、ペーシングをしない（抑制する）ほうがいいのですが、抑制するだけでは困る場合もあるのです。

刺激伝導系がうまくはたらいていない場合、刺激が伝わる速度が途中で変わったり、最後まで伝わらなくなることもあります。そうなると、心房と心室が連動して収縮できなくなり、心室から送られる血液量が減ってしまいますね。

そうならないよう、自己の刺激に対して、じょうずにタイミングを合わせて心室をペーシングすることで、刺激が途中で遅れても、伝わらなくなっても、心室が十分に血液を送れるようにサポートする機能が必要なのです。

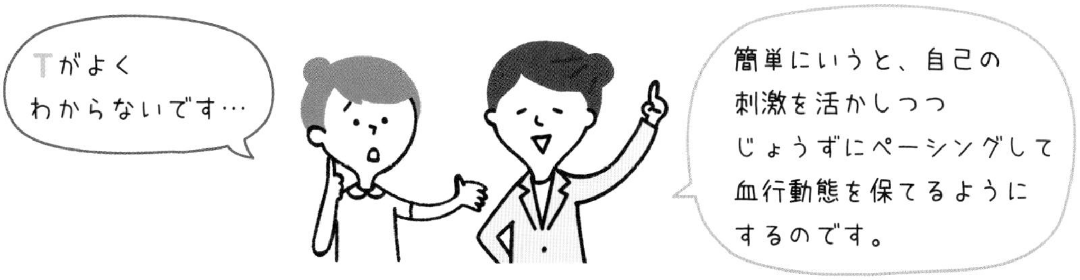

素朴な疑問？　モードはどのように設定するの？

患者さんの「疾患」もですが、それ以上に、「状態」によって、適したモードを医師が選択します。洞結節からの刺激が十分に出せない「状態」では心房ペーシングが必要であり、心室へ刺激を伝えることができない「状態」では心室ペーシングが必要になります。主となる疾患が洞不全症候群の患者さんでも、房室ブロックが起こるタイミングがある患者さんでは、心室ペーシングの設定も必要です。

また、モード設定は変更することができるため、疾患の進行状況やほかの疾患の合併によっては、新たに設定しなおすこともあります。デバイスのチェックを行った際、現在の設定が患者さんにとって最適であるか、毎回医師が確認しています。

7 各モードをしっかり理解しよう

では、各モードに関してみてみましょう。

❶ A《エー》A《エー》I《アイ》モード

ペーシングもセンシングもすべて心房で行われ、自己の刺激が心房の中で確認できれば、ペーシングは行わない、というモードです。

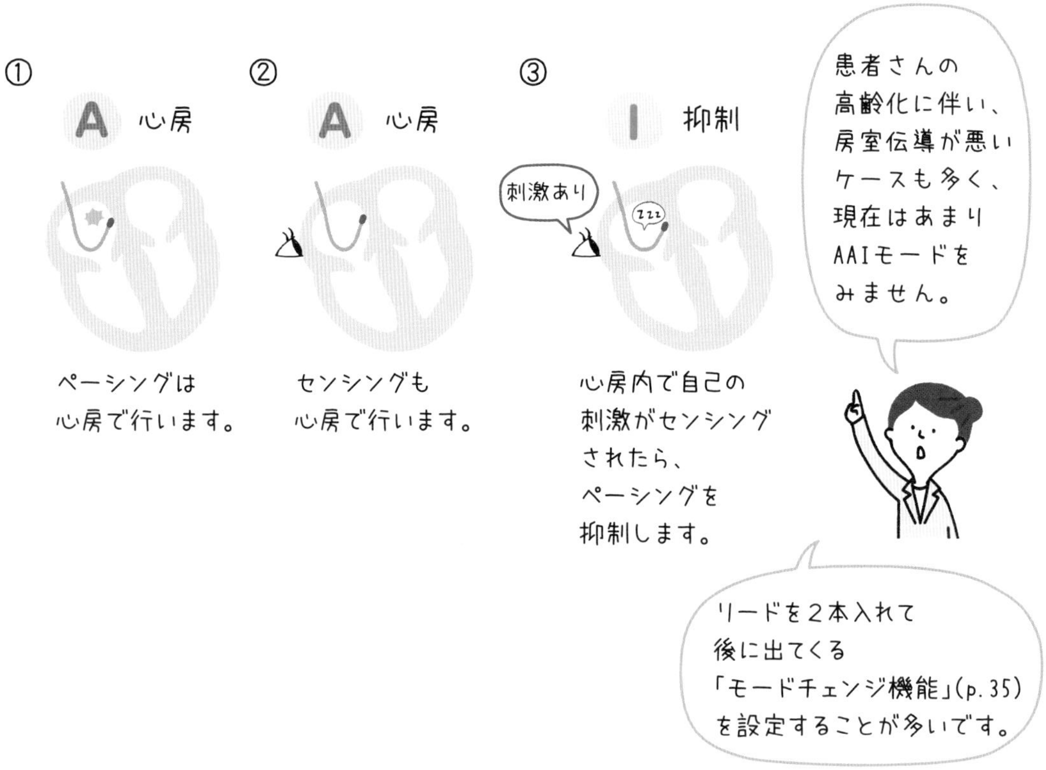

AAIモードは、洞不全症候群で、房室ブロックの合併がないケースに用いられます。洞結節が刺激を出せないので、心房内のペーシングリードが代わりに刺激を出し、房室結節より下の部分に、いつもどおり刺激が伝わるようにしてくれます。センシングも心房内で行われ、洞結節がはたらいている場合は、ペーシングを抑制するモードです。

② V《ブイ》V《ブイ》I《アイ》モード

ペーシングもセンシングも心室で行い、心室の中で自己の刺激が確認できれば、ペーシングは行わないというモードです。

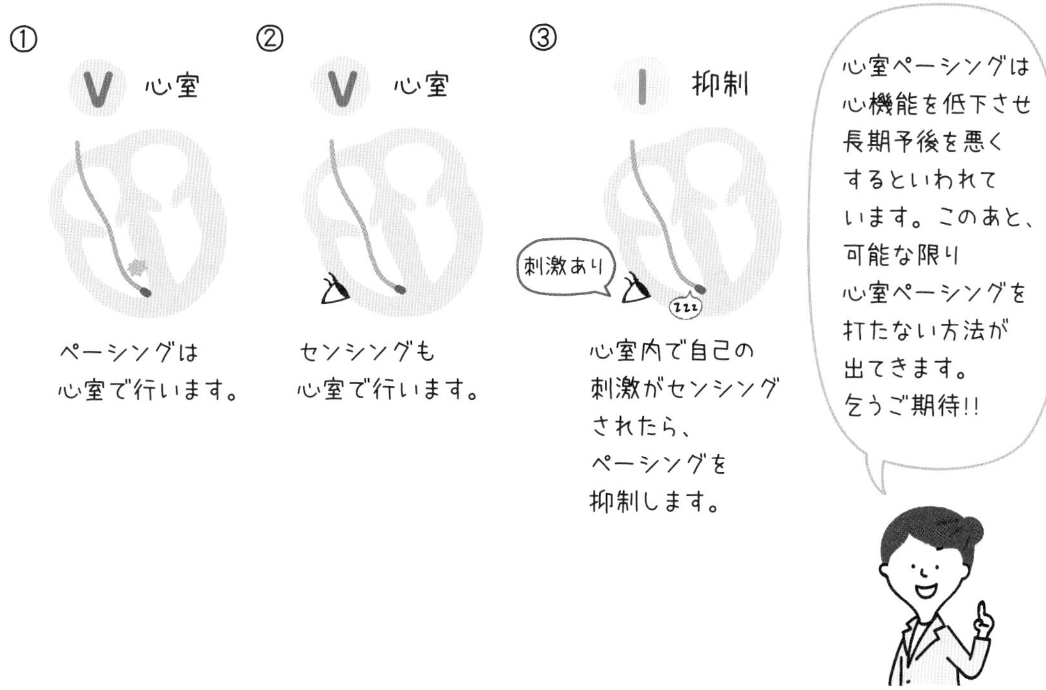

VVIモードは、心室からペーシングするという非生理的なモードなので、あまり好ましくないのです。このため、適応は広くありません。徐脈性心房細動のように、徐脈であり、かつ心房をうまくペーシングできないケースに用いられます。

心室ペーシングは、なるべく行わないほうがよいので、自己の刺激がセンシングされた場合は、ペーシングを抑制します。

心室ペーシングを行うリードは、心臓の先端（心尖部）に留置されることが多いため、洞結節からの生理的な刺激伝導とは逆行した伝導となり、非生理的でいびつな収縮となります。

将来的に心不全の原因となるため、適応は限られています。徐脈性心房細動、もしくは房室ブロックでDDDモードを選択した後に、慢性的な心房細動を発症し、心房ページングができなくなった症例に用いられます。

※心室へリードを植え込むのは心房と比べると手技がやさしいので、ペースメーカ植込みまでの間や、心臓外科術後などに使用する体外式の一時的ペーシングにも用いられます。

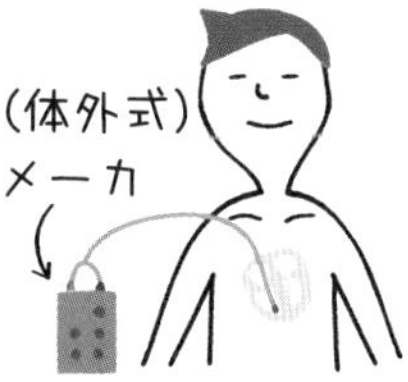

心室ペーシングの予後が悪くなることは以前より懸念されていたため、ここ数年、心室ペーシングをより生理的に行えるよう、リードを心尖部ではなく、ヒス束近辺に留置し、心室の上のほうからペーシングをできるような手技が行われるようになりました。

〈ヒス束ペーシングのイメージ図〉

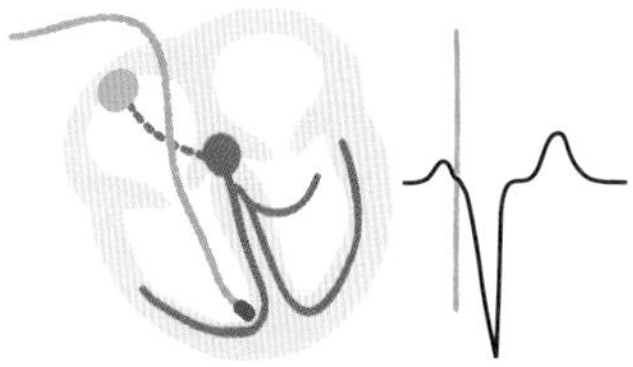

通常の
心室ペーシングは
心尖部に留置される

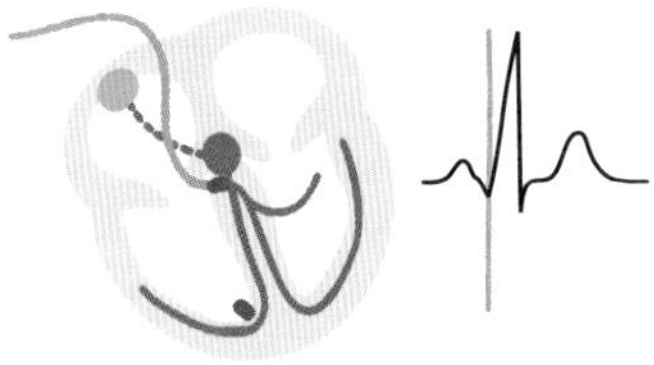

ヒス束ペーシングは
専用のシースを使って
ヒス束にリードを留置

うまくいくと、心電図波形でもペーシングスパイクの後に上向きの幅が狭いQRS波が確認できます。
最近は、左脚にリードを留置する「左脚エリアペーシング」もあります。

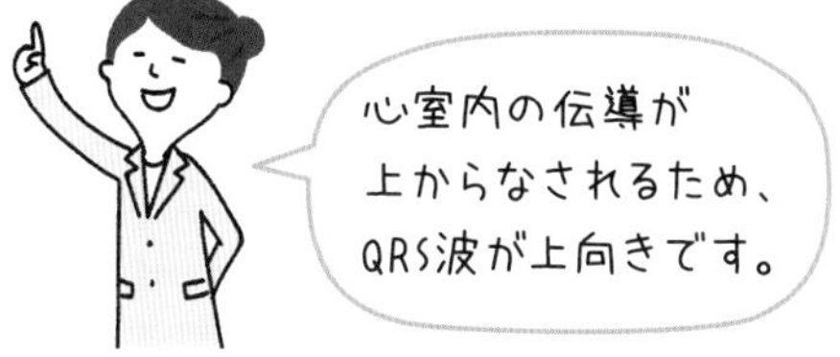

役立つ豆知識　刺激伝導系ペーシング

以前は、心室リードを入れる際の留置場所が、ほとんどのケースで「右心室の心尖部」でしたが、心室の興奮・収縮が通常とは大きく異なるため、長期的に心不全のリスクが高くなることが指摘されていました。

近年、リードを正常の刺激伝導系のエリア（心室中隔）にまで誘導するデリバリーシステムも使用可能となっています。

ヒス束や左脚ページングは、正常な刺激伝導系のネットワークを捕捉することで、より生理的なページングが可能となり、心不全に対する両心室ページングの代替え治療として注目を集めています。

③ V《ブイ》D《ディー》D《ディー》モード

ペーシングは心室のみ、センシングは心房と心室、自己心拍を感知した場合は、抑制も、じょうずにタイミングを合わせてペーシングすることもできるモードです。このモードを選択するケースは多くなく、DDDモード（p.34）を選択時に、何らかの理由で心房ペーシングができなくなった場合や、心房の動きを感知できる最新型のリードレスペースメーカ「Micra AV」(p.52) のケースです。VDDモード専用のリードもありますが、１本のリードで２か所感知するためリード自体が太く、また、リードの先端ではなく途中の部位に電極があるため感知の精度が低く、最近ではほとんど使用されていません。

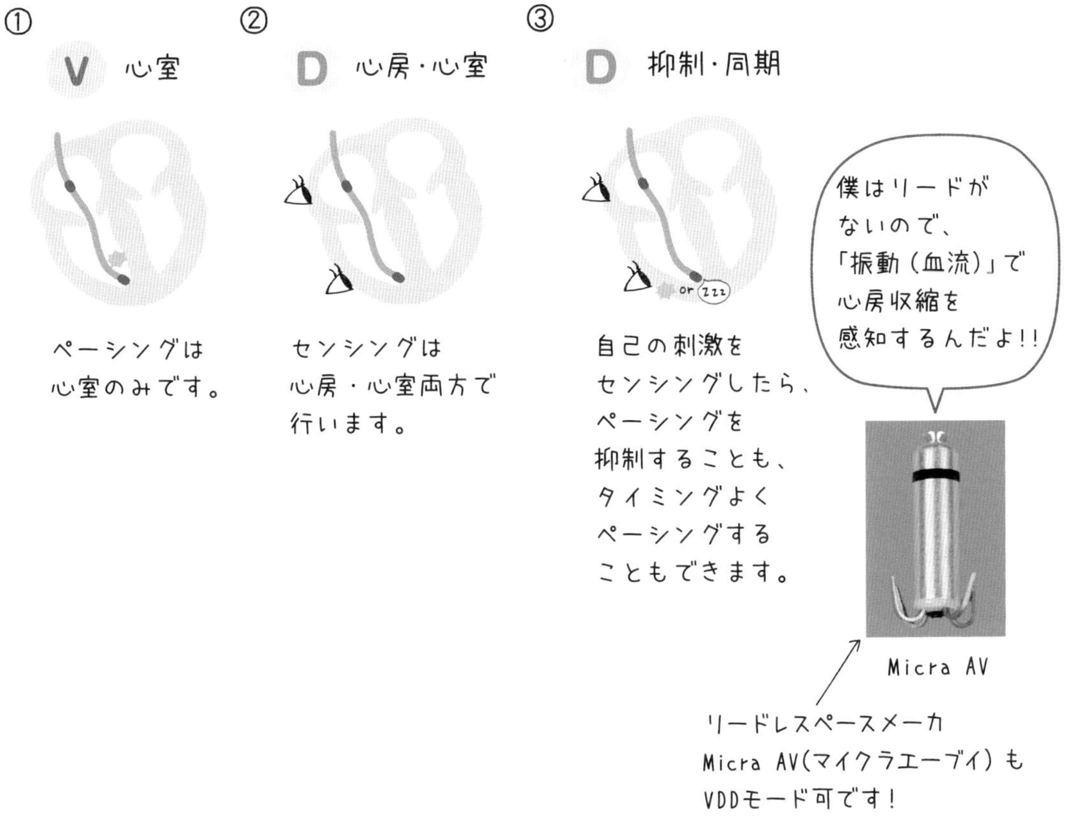

VDDモードは、洞機能が保たれている房室ブロックに用いられます。洞結節から出た刺激を、心房の中で感知し、心室が血液を十分に受け取れるタイミングを見計らって、心室をペーシングしてくれます。洞結節や心房の中で起こった異常な刺激に対しては、抑制することもあります。

④ D《ディー》D《ディー》D《ディー》モード

心房・心室の両方でペーシングとセンシングを行い、自己の刺激を感知した場合には、抑制するときもあれば、うまくタイミングを合わせてペーシングすることもある、という幅広い機能のモードです。心房と心室の両方でペーシングをするため、**リードは2本**になります。

①

D 心房・心室

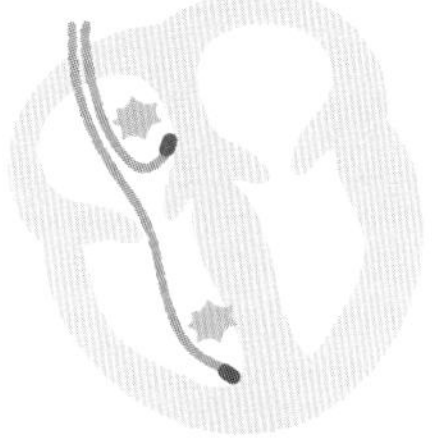

ペーシングは
心房・心室
どちらでもできます。

②

D 心房・心室

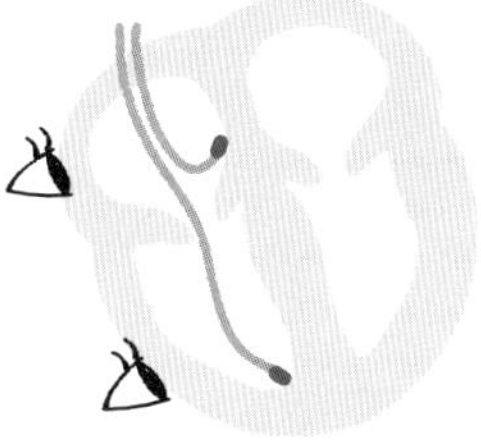

センシングも
心房・心室両方で
行います。

③

D 抑制・同期

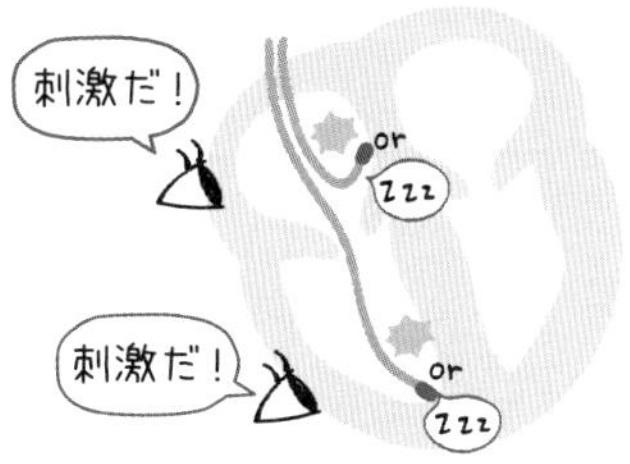

自己の刺激をセンシング
したら、ペーシングを
抑制することも、
タイミングよくペーシング
することもできます。

DDDモードは万能ではありますが、ペーシング、センシングを心房・心室の両方で行い、タイミングを合わせて同期するか、ペーシングを抑制するか選ぶなど、多機能であるぶん、AAIモードやVVIモードと比べると、電池の消費量が多くなります。このため、一度DDDモードに設定しても、慢性的な心房細動などで心房ペーシングが難しくなれば、VVIモードやVDDモードに変更することもあり、間歇的な房室ブロックで、ブロックの出るタイミングが少ない患者さんであれば、AAIモードとDDDモードが状況によって切り替わる「モードチェンジ機能」を選択することもあります（p.35）。

⑤ AAI《エー エー アイ》↔DDD《ディー ディー ディー》モード（モードチェンジ機能）

こちらはなかなかのすぐれもので、簡単にいうと、AAIモードとDDDモードを行ったり来たりします。何のためにそのようなことをするのでしょうか。

それは、ペースメーカによる刺激（ペーシング）は、「人工的で非生理的」であり、**自分で出した刺激（自己心拍）のほうが「生理的で安全」**であるというところに起因します。

通常の刺激伝導系は、右心房のてっぺんにある洞結節から始まります。ペーシングをするうえでも、心室ペーシングよりも、心房ペーシングのほうがより生理的な状態に近いのです。心室ペーシングは、心尖部に留置されたリードから刺激伝導系を逆行するような形で刺激を出すため、ゆっくりといびつな収縮となります。先ほどから、心室ペーシングは将来的に心不全の原因になる、と何度か出てきましたが、この**いびつな収縮が心機能を低下させるため、心不全を起こしやすくなるのです。**

〈通常〉

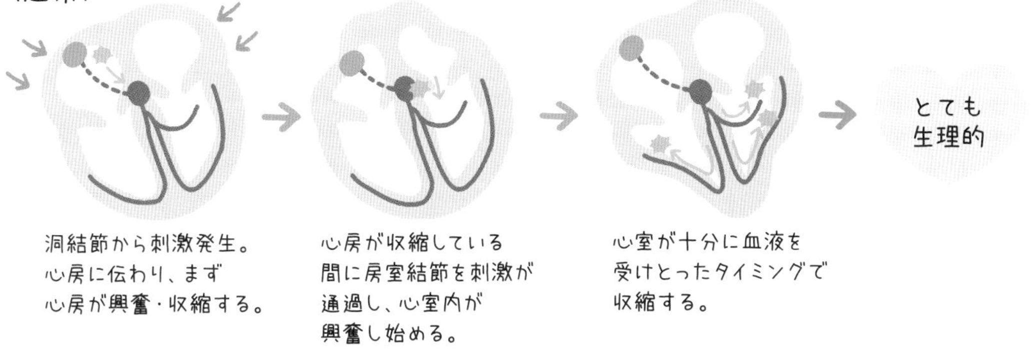

〈心室ペーシング〉

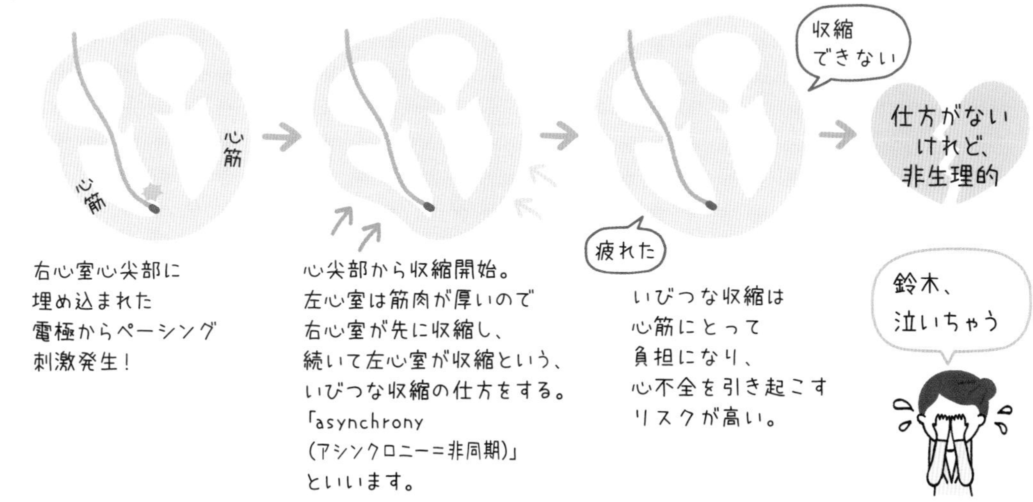

基本的なモードをAAIとして、心房ペーシングのみで刺激伝導系をサポートし、房室ブロックが出現した場合（設定された周期の中でP波に続くQRS波が欠落した、もしくは欠落しそう）、心室ペーシングも行えるようAAIモードからDDDモードに切り替わります。

このモードの利点は、房室ブロックが間歇的である場合、不必要な心室ペーシングを減らせること、ペーシングが１か所で済むことで電池消耗を減らせることです。

欠点は、房室ブロックが頻回なケースでは、モードを切り替えるための電池消耗が、心房・心室両方のペーシングをすることよりも大きくなること、ペースメーカの機種によっては、房室ブロックの判断をするために自己心拍の出現を長く待つため、心拍数が減ることです。

「モードチェンジ機能」の恩恵を受けられるのは、AAIモードで過ごせるタイミングがある患者さんのみです。このため心房細動や慢性的な房室ブロックは適応外となります。

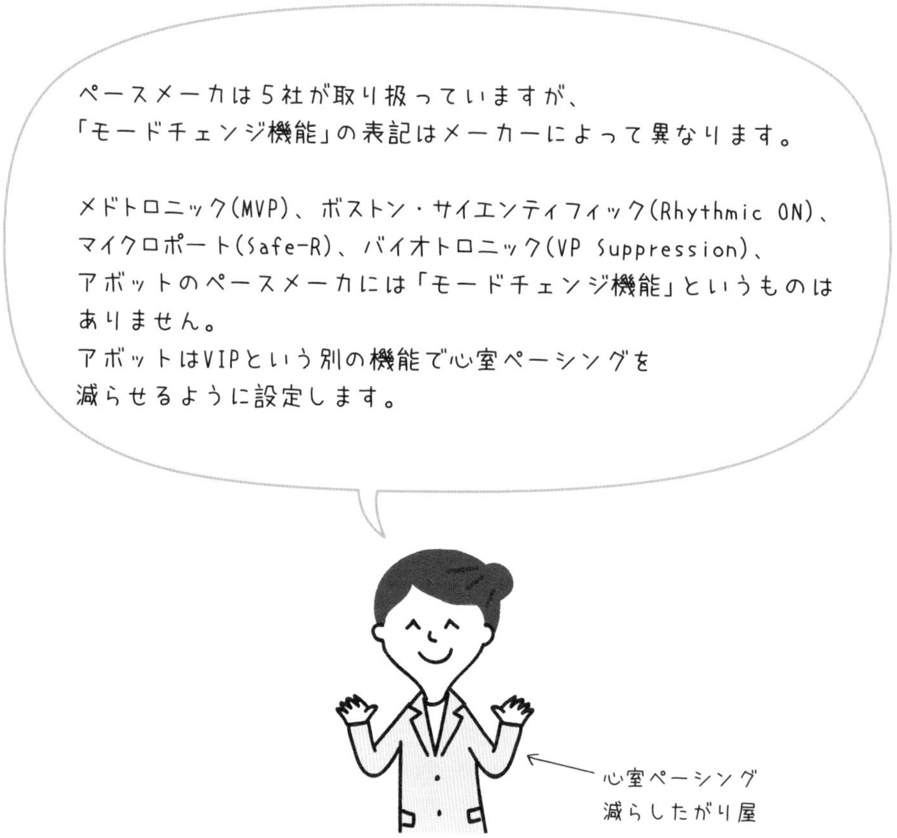

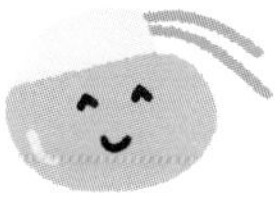

〈 理解して覚えるモード一覧表 〉

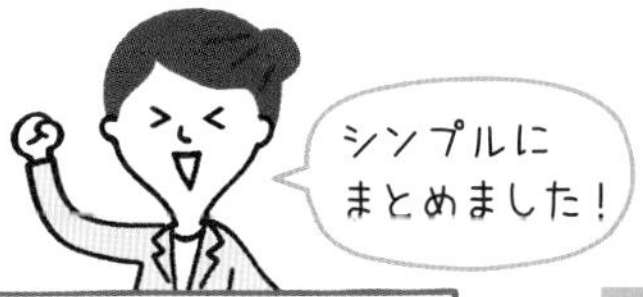

	適応と理由	利 点	欠 点
AAI 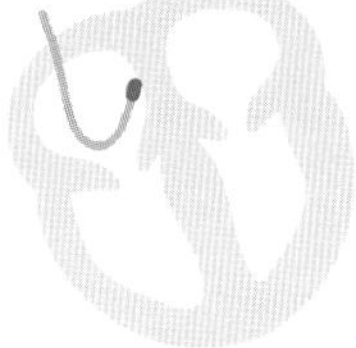	洞不全症候群 洞結節より下の伝導路に問題がないため、心房ページングのみでサポート可能	• リードが1本でよい • 心室ページングより生理的	• 心房細動や房室ブロックが出現した場合は対応できない
VVI 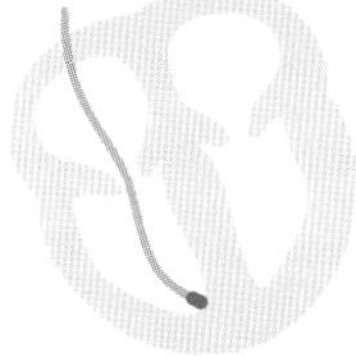	徐脈性心房細動 心房細動があると、心房ページング・心房センシングが不可能であるため	• リードが1本でよい	• 非生理的な収縮をするため、遠隔期に心不全をきたす可能性がある
DDD 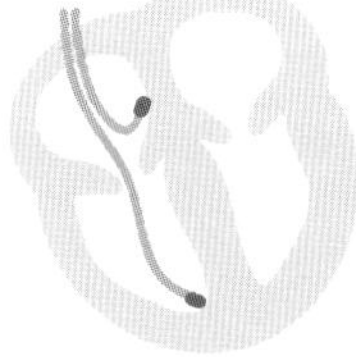	房室ブロック 心房ー心室間の伝導が途絶えるため、心房・心室両方のサポートが必要	• ほぼすべてのペースメーカ適応疾患に対応できる	• リードが2本になるため、合併症のリスクは他のモードと比べて高くなる
VDD 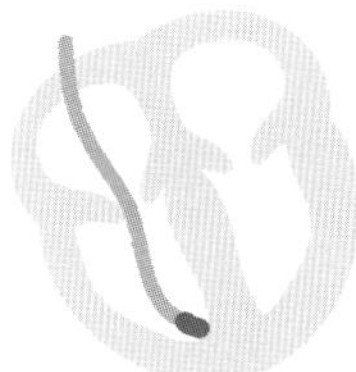	洞機能不全のない房室ブロック 心房をページングする機能がないため、洞機能は正常でないと使用できない	• 房室ブロックに対し、リード1本で対応できる	• DDDと比べてリードが太く、センシングの精度も劣る • 手術後、洞機能不全を発症した場合に対応できない
AAI↔DDD 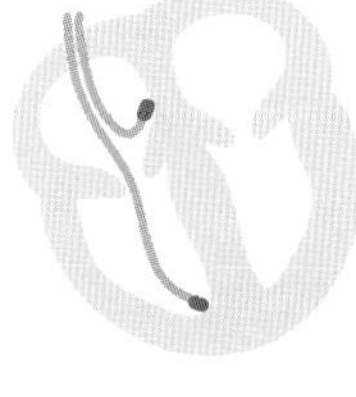	洞不全症候群 もしくは 間歇的な房室ブロック 房室伝導に問題がない、もしくは、ブロックが間歇的であれば、必要なときにのみ心室ページングがはたらけばよいため	• 不要な心室ページングを減らすことができ、心不全のリスクを軽減できる • AAIモードでの作動が長ければ、DDDモードと比して電池を温存できる	• AAI⇔DDDの切り替えが多いと電池の消費量が増える • 機種によってはQRS波の欠落を確認するため心拍数が減ることがある

8 ペースメーカの設定

ペースメーカの機能、適応疾患、モードに関して理解できましたね。実際に臨床で患者さんの看護をする場合、各患者さんの状態に合わせて行われた設定どおりにペースメーカがはたらいていることを確認しなければなりません。

では、ペースメーカの設定にはどのようなものがあるのかみてみましょう。

ペースメーカは非常に高性能化しており、すべてを理解することは難しいですが、大まかにでも理解しておくことで、患者さんの状態を把握できるようになります。

❶ 心拍数下限設定（lower《ロウワー》 rate《レート》）

「1分間に、最低でもこの回数はペーシングをしますよ」という設定です。この設定は、可能な限り低く設定されています。ペーシングによる興奮・収縮よりも、自己心拍で起こる興奮・収縮のほうが生理的であるため、自己心拍で全身の循環を保てるときは、ペースメーカは休んでいたほうがいいのです。また、ペーシングの回数を減らすことで電池消耗を減らすこともでき、ジェネレータ交換の時期を遅らせることもできます。

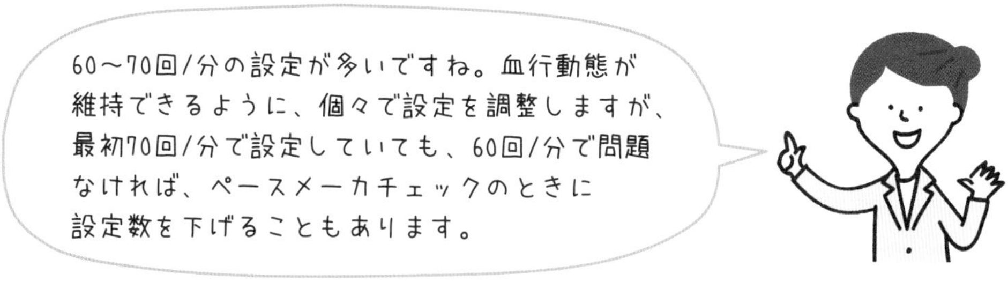

※心房期外収縮（PAC）や心室期外収縮（PVC）が多い患者さんで、症状が強かったり血行動態が崩れやすい場合、わざと設定数を高くしてPAC、PVCを出にくくすることも、まれにあります。

❷ 心拍数上限設定（upper rate《アッパーレート》 / max track rate《マックストラックレート》）

DDDモードやVDDモードなど、心房と心室を連動させて心室ペーシングをするモードのときに、心房から出た刺激を１：１の割合で心室にペーシングさせる最大の心拍数です。心室が心房からの刺激に応答する上限数を決めておかないと、心房細動や上室性頻拍など、洞結節（心房）からの刺激が著しく増える不整脈が出た場合に、そのままの数で心室がペーシングされ、頻拍状態になってしまいます。

房室ブロックの患者さんを例に説明します。房室ブロックでは、洞結節から刺激は出ているので、通常、ペーシングは心室だけで、心房ペーシングは行いません。心房頻拍や心房細動などの理由で洞結節からの刺激が頻回になった際に、すべての刺激に心室ペーシングが行われると、頻拍になります。このような状態にならないよう、**「洞結節（心房）の刺激が１分間に何回以上になったら、１：１でペーシングするのをやめますよ」**という設定をしておきたいのです。この設定が、心拍数上限設定です。

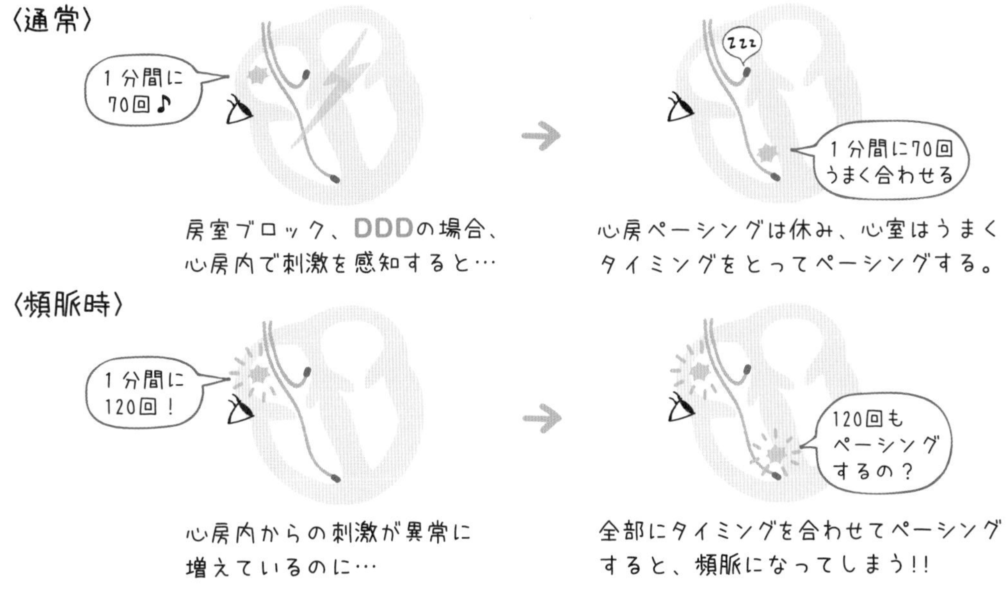

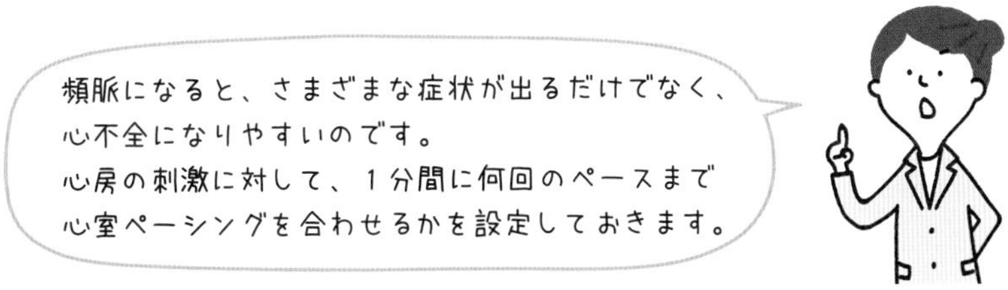

この設定をしておくと、心拍数の上限の設定値を、自己の刺激の回数が上回ると、ウェンケバッハ型のⅡ度房室ブロック（p.23）をわざと起こして心室ペーシングの回数を減らします。

モードの解説（p.30）を思い出してみましょう。心房でセンシングされた刺激に対して、ペースメーカは、ペーシングを抑制（I）するか、タイミングを合わせてペーシングする（T）か、選ぶ機能をもっていますね。この場合は、T(同期）をとり、心房から心室へ刺激を伝える間隔を延ばしながらペーシングをし、最大限まで延びたところでI(抑制）をとり、ペーシングを一度止めるのです。このようにして、心室が頻拍状態にならないように調整してくれます。

〈心拍数上限設定のパターン1〉

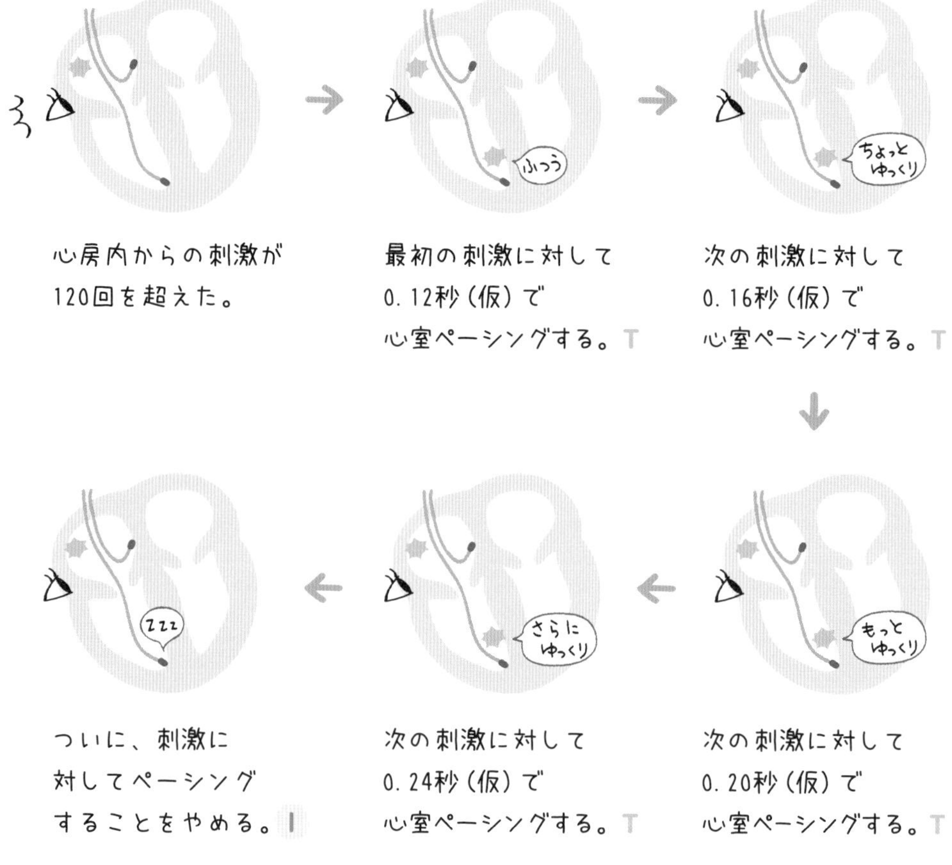

引き延ばして引き延ばして、少しずつ脈を遅くできるようにして、
「1回ペーシングを休んじゃおう」パターン

さらに洞結節が早い刺激を出すと、今度は2：1房室ブロック（p.24のモービッツⅡ型の房室ブロックで、2回に1回刺激が伝わらなくなるもの）をわざと起こします。この場合は、I(抑制）と、T(同期）を1回ずつとり、洞結節からの刺激に対して1回は抑制し、次の刺激に対してはタイミングを合わせて1回ペーシングします。洞結節からの刺激に対して、2：1でペーシングする、ということを繰り返し、頻拍状態にならないようにします。

〈心拍数上限設定のパターン2〉

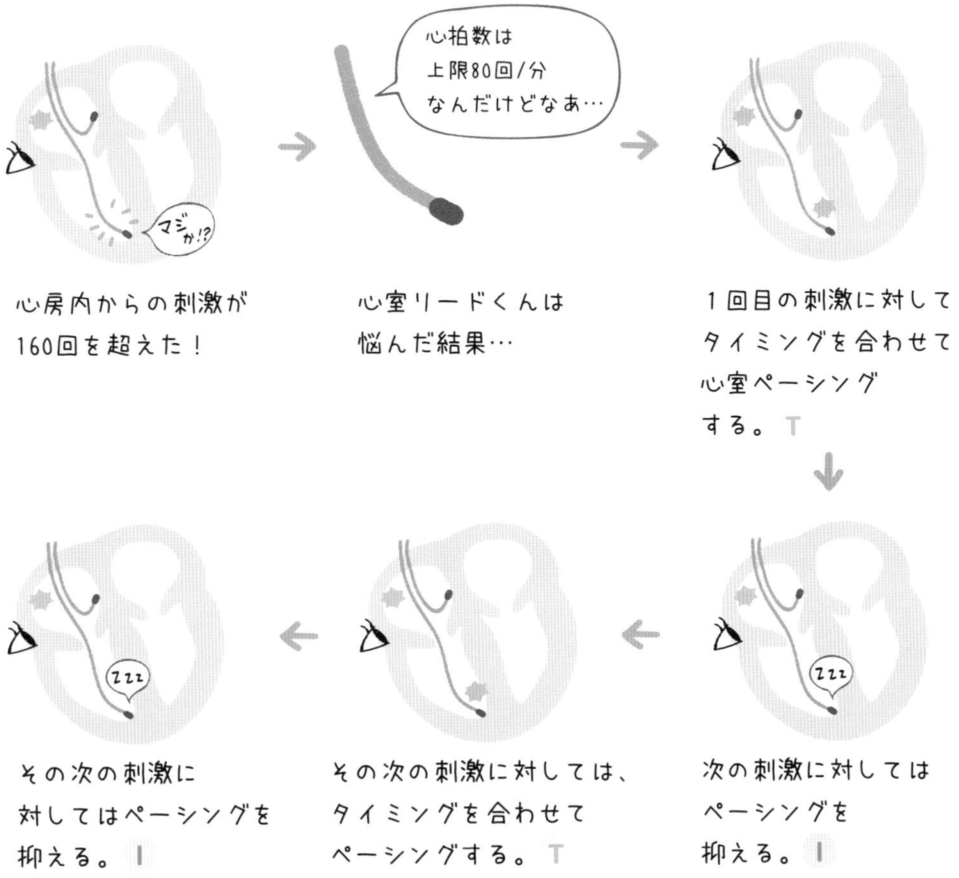

あまりにも回数が多いから、
「2回に1回ペーシングを休んじゃおう」パターン

❸ AV《エーブイ》 delay《ディレイ》（AV《エーブイ》 interval《インターバル》）とヒステレシス

Aは、心房（atrium）の略で、Vは、心室（ventricle）の略です。そのdelay（遅らせる）なので、「AからVへの伝導を遅らせる」という意味になります。どういうことでしょうか。

全身へ十分な血液を送るためには、心房と心室が連動して動いている必要があります。「連動する」というのは、心房の収縮後すぐに心室が収縮することではありません。心房が血液を送り込むときに、心室がしっかり拡張して、十分に血液を受け取ってから収縮できている状態を「連動している」といいます。

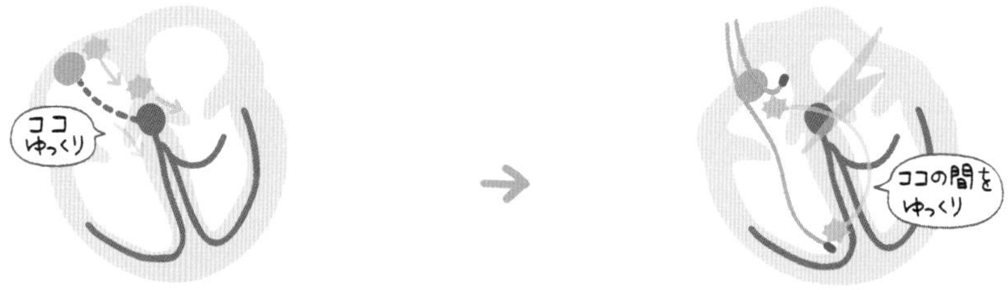

じつは正常な刺激伝導でも、
房室結節を通るときに
少しスピードを落とします。

心房内で刺激が出て、心室を
同期させてペーシングする場合も、
間をおいてあげます。
この「間」がAV delayです。

さっきから「タイミングを合わせてペーシング」と
何度も出てきましたが、
この「タイミング」はAV delayでつくられます。

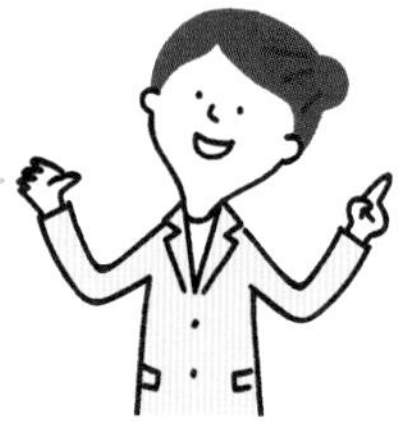

通常、この状態をつくるために、洞結節から出た刺激は、房室結節を通過する際に少し伝導する速度を落とし、心房が十分に収縮してから心室の収縮が始まるようにコントロールしています。**心房と心室の収縮に、じょうずにタイムラグをつくることで、心室が最大限の血液を受け取ってから収縮できるようにコントロールしているのです。**この、タイムラグをどの程度とるか、という設定がAV delayで、100分の何秒（ms＝ミリセカンド）で設定します。

もし、房室結節が、自力で伝導する機能を残している場合は、その力を温存するために自己の房室伝導時間より少し長めに設定し、心室ページングを減らせるようにします。

例えば・・・

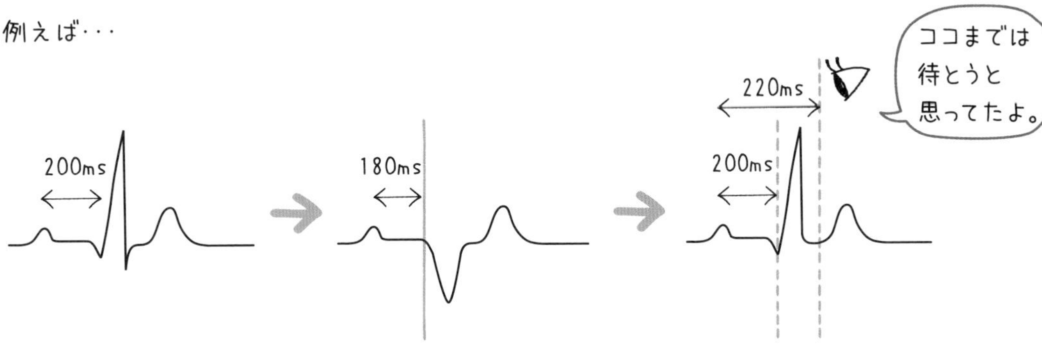

I度の房室ブロックでは、P-Q間隔が0.2秒(200ms)になります。

AV delayが180msだとすると、房室伝導が途絶えていないのに心室ペーシング優位になります。

では、220msにしてみましょう。ほぉら出てきたよぉ〜 自己心拍が出てきたよぉ〜

AV delayは、心房ペーシング後に心室ペーシングするまでの時間（pacing《ペーシング》 AV delay）と、洞結節からの刺激を感知して心室ペーシングするまでの時間（sensing《センシング》 AV delay）に、分けて設定します。

〈ペーシング AV delay〉

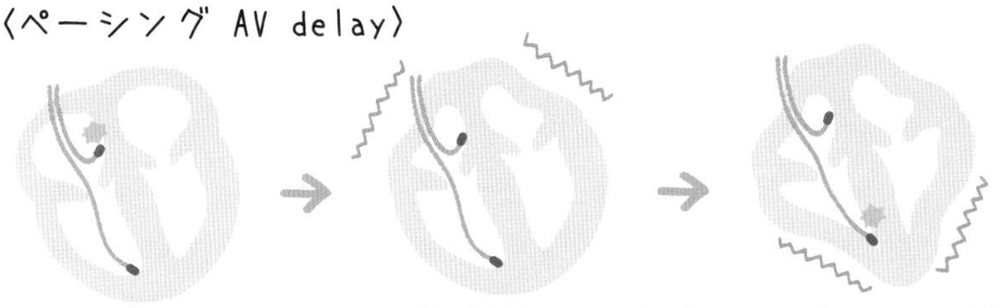

心房ペーシングしてから → 心房収縮が終わるころまで間（ペーシング AV delay）をとって → 心室ペーシング

〈センシング AV delay〉

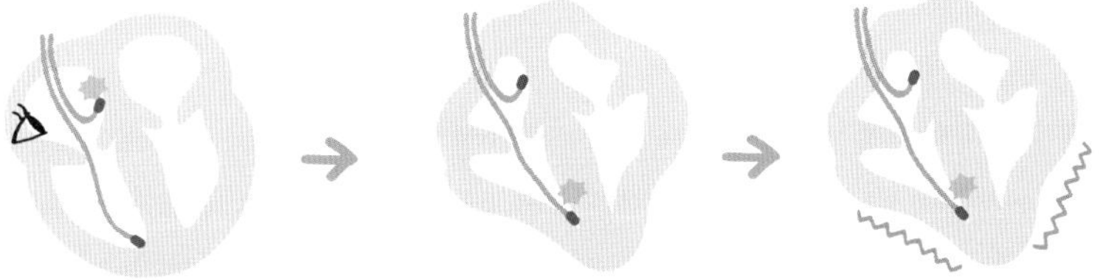

自己の刺激を心房で感知してから → 心房収縮が終わるころまで間（センシング AV delay）をとって → 心室ペーシング

AV delayに関しておさえておきたいこと。

心機能が低下してくると、心房の収縮が遅くなって、それまで問題なかった設定値でも、心房収縮が終わる前に心室ペーシングをしてしまう可能性があります。心機能が低下してきている患者さんでは、特に注意して血圧、脈圧をみましょう。

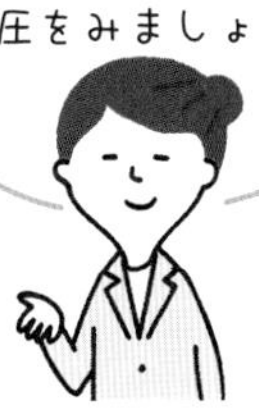

一般的に、センシング AV delayは、ペーシング AV delayより短く設定します。

なぜかというと、センシング AV delayは**自己のP波（心房の興奮）が出てから心室ペーシングするまでの時間**なので、ここの時間になります。

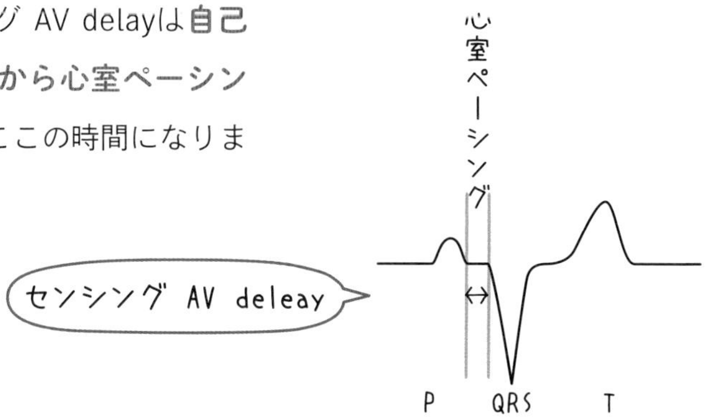

比して、ペーシング AV delayは、まず**心房をペーシングしてP波（心房の興奮）を出して心室をペーシングするまでの時間**なので、ここの時間になります。

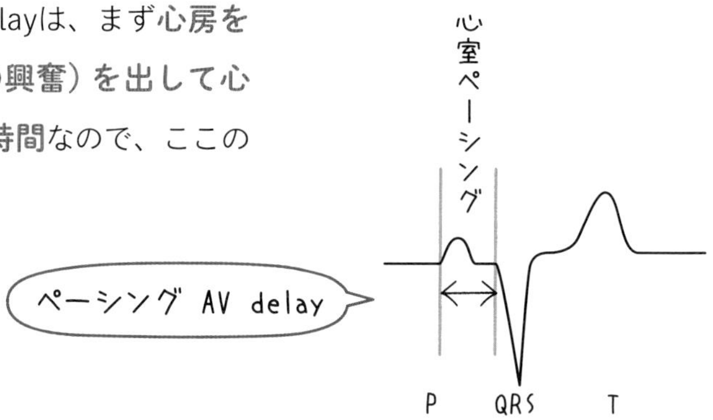

自己心拍をどのようにチェックするかというアルゴリズムはとても複雑で難しいので、そこは医師に任せましょう。看護師として知っておきたいのは、この機能がついている患者さんは、**自己の房室伝導を活かせる可能性がある**ということです。

≪豆知識≫

自己の房室伝導を優先する機能は、
メーカーごとに名前も基準も異なります。
☆バイオトロニック：IRS plus
☆Abbott：VIP
☆ボストン・サイエンティフィック：AV search＋
☆メドトロニック：Search AV＋
☆マイクロポート：D Plus

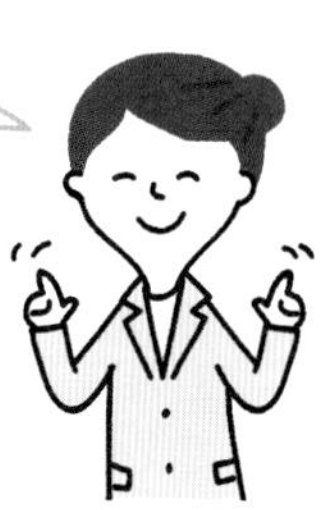

レベルアップ AV《エーブイ》 delay《ディレイ》 hysteresis《ヒステレシス》機能

AV delayは基本的には固定された数字で設定しますが、自己の房室伝導時間が一時的に遅くなるような方では、設定値に幅をもたせることで自己の房室伝導を優先でき、心室ペーシングを減らせる場合があります。

とても大事なことなので、繰り返しになりますが、心室ペーシングは可能な限り減らしたほうが心機能への影響を少なくできます。このため、固定された数字ではたらくほかに、自己の房室伝導が遅くてもいいから生きているか（出ているか）をたびたびチェックする機能があります。

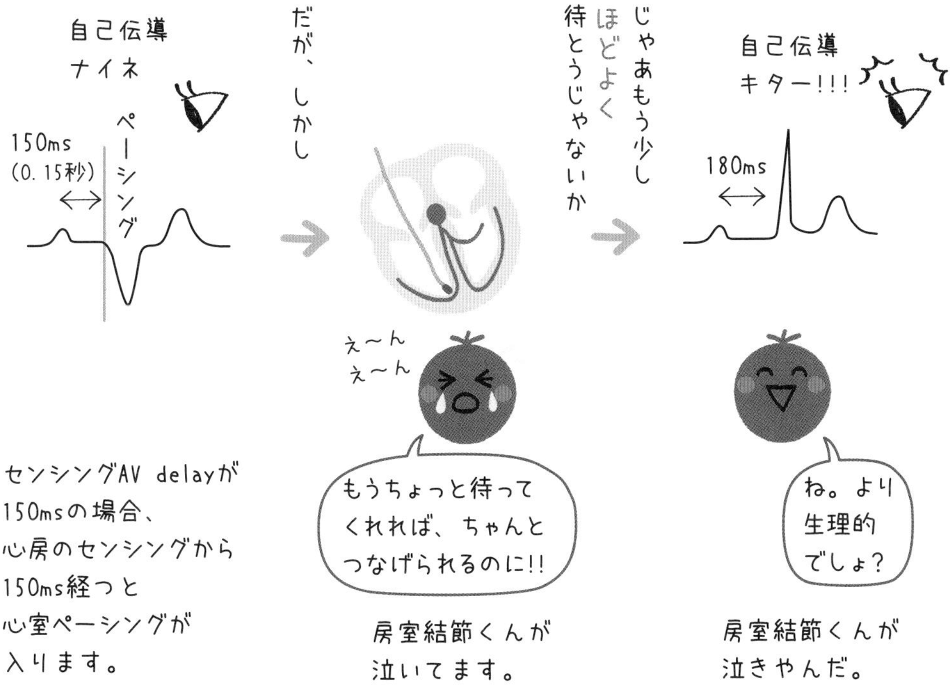

スーパーレベルアップ 心室ペーシングを減らしたい！という視点で患者さんを看る

ちょっと高度な技ですが、房室ブロックのない（房室伝導が保たれている）洞不全症候群で、心室ペーシング率が高い患者さんを見つけたら、「先生！心室ペーシングを減らせそうなので、AV delay hysteresis機能を設定しませんか？」と聞いてみてください。翌日から、先生が敬語で話してくれることでしょう。

めでたしめでたし

❹ モードスイッチ

DDDモードのように、心房と心室の両方をペーシングしているケースにおいて、心房細動や心房粗動になった場合は、すべての心房の興奮を心室に伝えると、頻脈になってしまいます。モードスイッチ機能は、**心房細動や心房粗動を感知した場合に、自動的にDDIへ切り替わってペーシングを抑制し、頻脈を予防します。**

メーカーによって違いはありますがモードスイッチがはたらいているときは、心拍数下限設定より少し高い数値で心室ページングが入ることがあります。

これは、心房細動（粗動）になると、心房が収縮できず、心室に送り込む血液量が減ってしまうため、モードスイッチがはたらいているときの心拍数下限設定を、通常時より＋10ppm程度にし、「数」で心拍出量をカバーしようとしているためです。

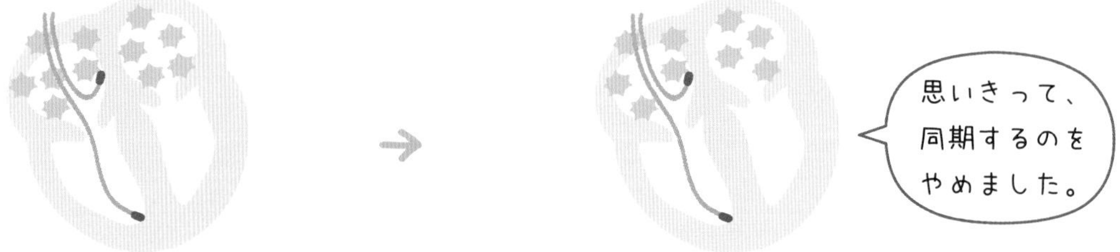

心房細動は400～500回/分
心房粗動は250～300回/分
心房から興奮が出る。

すべての刺激に対するページングは
抑制して、設定された値で
心室ページングする。

❺ レートレスポンス（rate response＝心拍応答機能）

レートレスポンス（心拍応答機能）とは、運動時や発熱時など、全身の酸素消費量が増えた際、心拍を増やして全身へ送る血液量を増やそうとするはたらきです。心機能が悪くなってくると、**「変時性不全」といって、酸素消費量が増えているのに、心拍数を上げることができない状態になります。**ペースメーカの適応になる患者さんでも、変時性不全の状態になっている場合が少なくありません。

そのような場合にレートレスポンスを設定して、全身が必要としている血液量を送れるようにします。レートレスポンスが付いているかは、NBGコード（３文字の設定）の４番目にRが付いていることで判断できます。例えば、モードがDDDRの場合は、DDD作動で、レートレスポンスが付いているということになります。

レートレスポンスの設定を考慮する判断基準は、次の２点です。

①

患者さんが活動時に息切れや易疲労感を感じている

②

ハートレートヒストグラムでの分布が偏っている

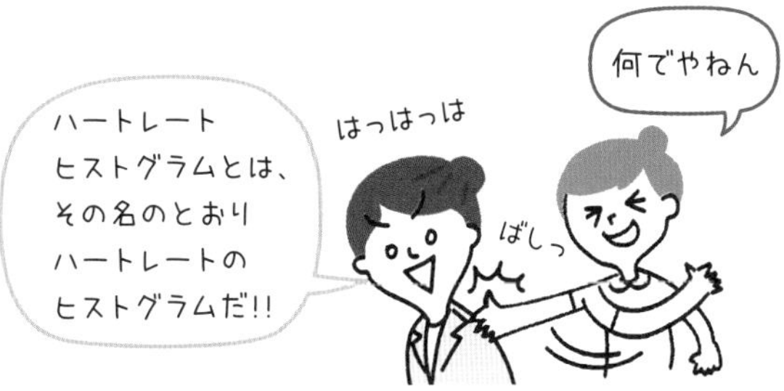

Aさん　設定 DDD60/120

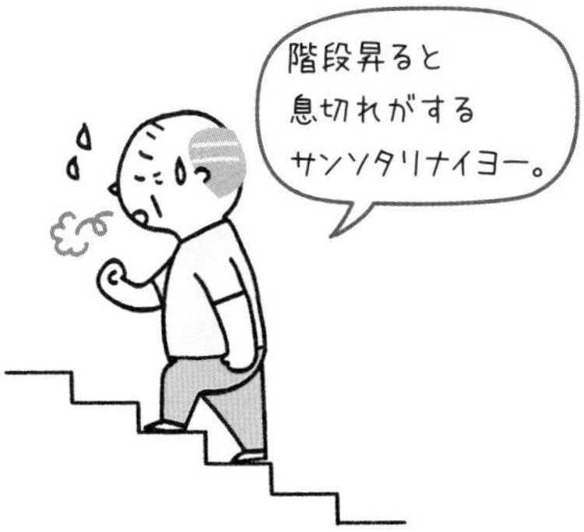

Bさん　設定 VVI60

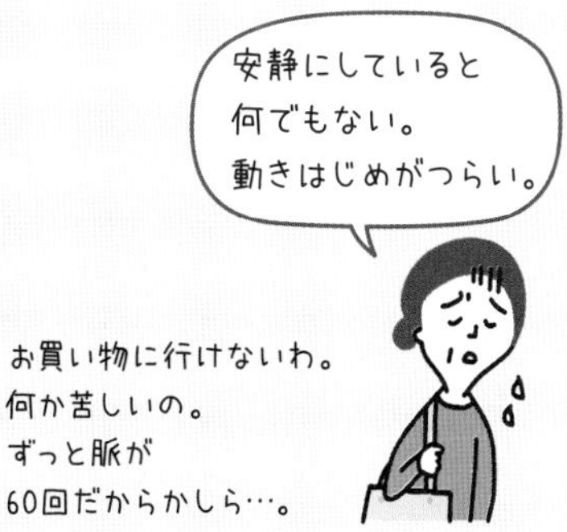

こんなことを患者さんが言っているときは

↓

ほとんどの時間がlower rateで
作動しているケースが多いです。
一番高い山が、60%程度が予後が
よいといわれています。

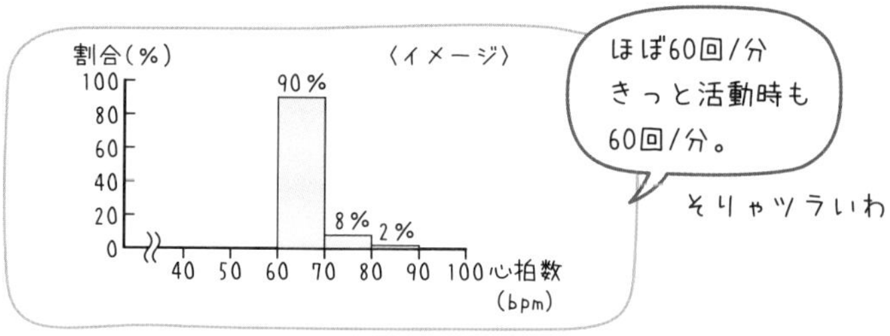

↓

レートレスポンスを付けて…
こうしてあげましょう!!

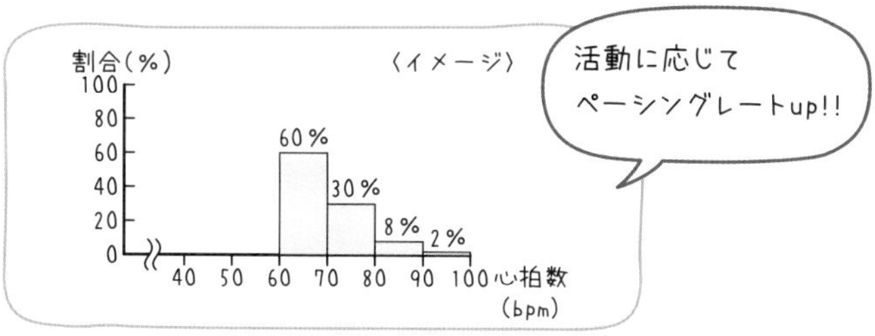

レートレスポンス機能は、活動の強度に応じてペーシングレートを上げてくれるため、生理的な状態に近づけることができるよい機能です。しかし、酸素消費量の監視やペーシング回数を増やすことで電池消費量が増えるため、ジェネレータ（電池）交換の時期が早まるという欠点もあります。

また、素早く心拍を上げるか、ゆっくり上げるかなども段階的に調整できます。設定をしたら終わり、ではなく、その後の状況に設定が合っているかを評価する必要があります。

ペースメーカが酸素消費量の増加を感知する機能は３つあります。

① MV（minute volume）センサー

こちらは、呼吸から酸素消費量の増大を感知する機能で、ペースメーカが胸郭運動を監視し、換気量が増大していると判断すると、心拍応答機能をはたらかせます。

② 加速度センサー

体動による振動から酸素消費量の増大を感知する機能で、体動が活発になったことを検知すると心拍応答機能をはたらかせます。

③ CLS（closed loop stimulation）

心腔内の血液の動きを感知して、循環血液量が増加していると判断すると、心拍応答機能をはたらかせます。こちらは、バイオトロニックのみの機能です。安静時の循環血液量増大にも対応できるため、透析時、心理的なストレス増大時の酸素消費量増大への対応に有効といわれています。

❻ 不応期とPVARP

「不応期」というのは、刺激に反応しない時間のことです。健常な心臓にも「不応期」があります。心房や心室は、収縮した直後に次の収縮をすると、血液が十分にたまっていないため1回拍出量が減る、壁どうしがぶつかって不整脈の原因にもなるなど、好ましくない現象が起こります。このため、収縮した直後に次の収縮が起こらないように、刺激に反応しない時間があります。これを「不応期」といいます。

ペースメーカでの不応期の設定は、何のために必要なのでしょうか。モードごとにみてみましょう。

AAIモード

センシングのミスを防ぐためです。

心房の興奮を表すP波と比べて、心室の興奮や回復を表すQRS波やT波は大きいので、心房の興奮としてセンシングしてしまう可能性があり、本来心房をペーシングするべきタイミングで、抑制してしまう可能性があります。このため、心房の興奮の後は、しばらく刺激に反応しない時間を設定して、心室側の興奮をセンシングしないようにします。

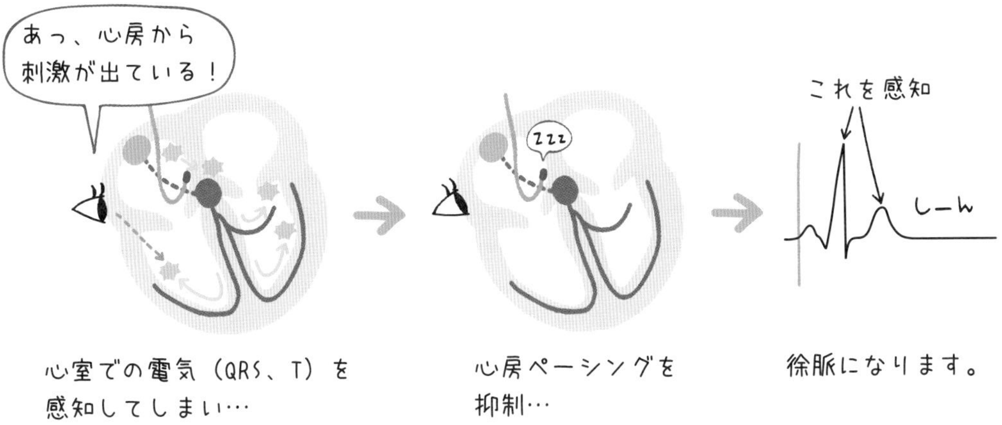

VVIモード

こちらもセンシングのミスを防ぐためです。

QRS波に続くT波は、電解質などによって高くなったり低くなったりと、形が変わります。このため、T波を、QRS波と誤認してしまう可能性があり、本来ペーシングするべきタイミングで、抑制してしまう可能性があります。心室の興奮の後、しばらく刺激に反応しない時間を設定して、T波の誤認を防ぎます。

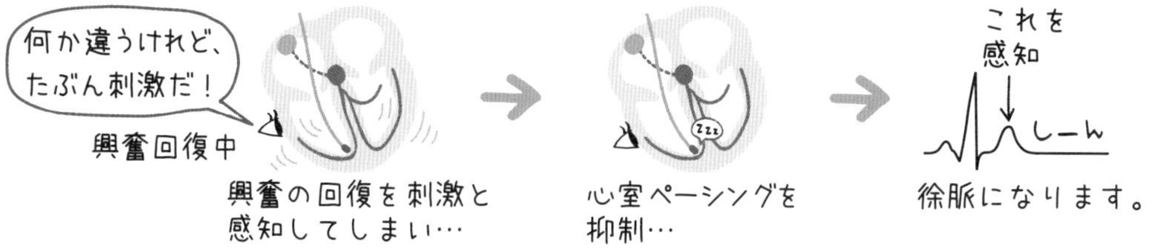

DDDモードでの不応期（post ventricular atrial refractory period：PVARP）

post（次の）、ventricular（心室）、atrial（心房）、refractory（応答）、period（止める）の略で、「心室ペーシングの後、心房が次の刺激に反応しない時間」という意味になります。なぜ、これを設定するのでしょう。

心室ペーシングでは、刺激が心室から心房へと逆行性に伝わります。この刺激を、心房側のリードが誤って「P波」と感知すると、そこからタイミングをとって心室ペーシングをし、心室が収縮した直後に、また収縮させられ、「PMT（pacemaker mediated tachycardia）：ペースメーカ起因性頻拍」という現象が起こってしまいます。

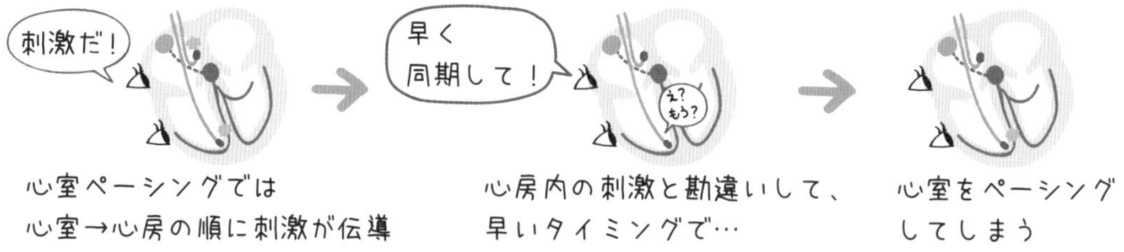

この現象を防ぐために、逆行性の刺激に反応しないようにする必要があり、PVARPを設定しておきます。

9 リードレスペースメーカ

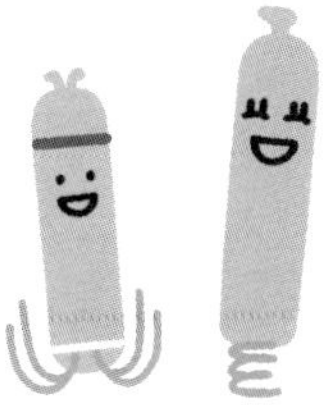

2015年、ついにリードのないペースメーカが日本で保険適用となりました。

現在発売されているものは２種類で、メドトロニックの「Micra（マイクラ）」と、アボットの「Avier（アヴェイル）」です。どちらも、大腿動脈から専用のカテーテルで右心室までペースメーカを運びます。マイクラは、羽のようなもので心筋に引っ掛けて固定、アヴェイルはスクリューで心筋にねじ込んで固定します。それぞれの写真、大きさを見てみましょう。

マイクラ

重さ：1.75g
容積：0.8cc
電池：8〜13年
（条件により変化）
長さ：25.9mm

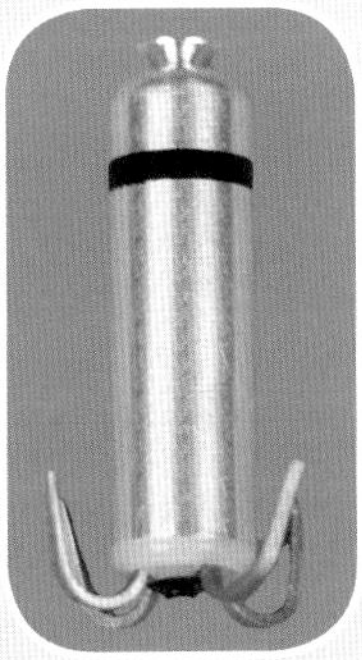

アヴェイル

重さ：2.4g
容積：1.1cc
電池：10.3年
（条件により変化）
長さ：38mm

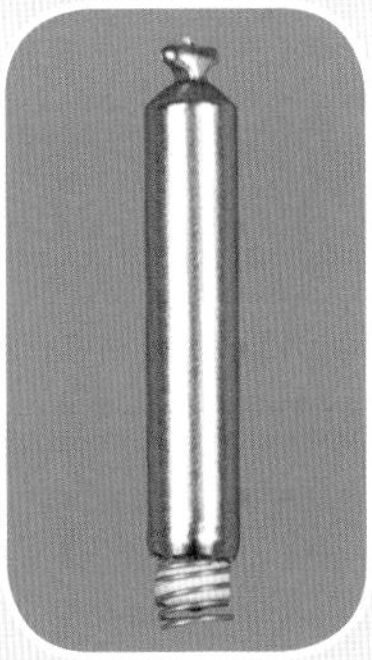

利点は、リード挿入に伴う合併症や日常生活の制限がないこと、胸に傷をつくらないので、高齢でペースメーカを認識できない患者さんにもよいとされています。

欠点は、デバイス自体が小さいため、ページングが心室のみであること、デバイスをデリバリー（血管内に届ける）するシースやカテーテルは27Frと極太であり、術後出血や血腫形成のリスクがあることです。

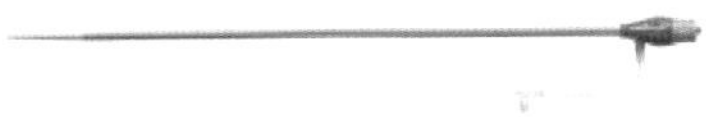

リードレスペースメーカの
イントロデューサー（シースみたいなもの）
外径27Fr、内径23Fr

また、マイクラの場合は外すことができないため、電池がなくなった際に、前のデバイスはそのままで、新しいものを追加装着する必要があります。

リードレスペースメーカは、基本的にはVVIモードですが、2021年より、VDDモードを搭載した、「Micra AV（マイクラエーブイ）」（p.33）という機種も発売されました。面白いですね。リードがないのに、どのように心房の自己刺激を感知して、どのように心房収縮に心室ペーシングを合わせるのでしょうか。Micra AVは、心臓の振動（血流）から心房の収縮を感知します。これを「心房メカニカルセンシング」といい、感知した心房収縮にタイミングを合わせて心室ペーシングを行います。

レベルアップ　リードレスペースメーカの患者さんの受診時の注意事項

リードレスペースメーカの利点として、外見からは装着していることがわからないということがありますが、装着していることに気づかずに、注意の必要な検査（たとえばMRI）や禁忌の治療（たとえば電気治療）が行われてしまうなどの事故につながる可能性があります。ペースメーカが装着されているかは見た目だけでは判断できない、という認識をもって患者さんの介入にあたれるとよいですね。

役立つ豆知識　ペースメーカーのマーカー

ペースメーカのデータをチェックすると、AS、VPなど、２文字のアルファベットを見る機会があります。

ペースメーカは、心内心電図（EGM）といって、心臓の中から見ている心電図を記録できます。記録された波形がそれぞれ何であるかを示しているのが、この２文字で表されるマーカーです。

Aは心房（Atrial）、Vは心室（Ventricle）、Sは自己心拍（Sensing）、Pはペーシング（Pacing）で、主なマーカーは、以下の４種類です。

AS＝心房自己心拍　AP＝心房ペーシング　VS＝心室自己心拍　VP＝心室ペーシング

このマーカーは、ペースメーカの現在の作動を表すのに用いることもあります。

AS-VS
心房も心室も自己心拍で経過している

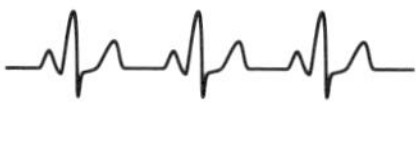

AP-VS
心房はペーシング、心室は自己心拍で経過している

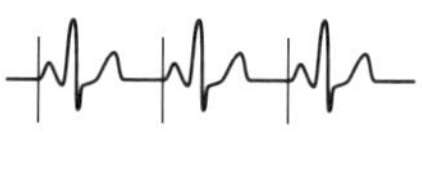

AS-VP
心房は自己心拍、心室はペーシングで経過している

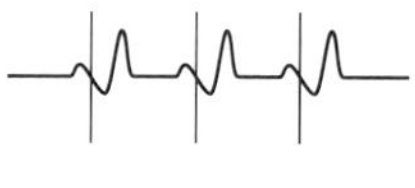

AP-VP
心房も心室も自己心拍で経過している

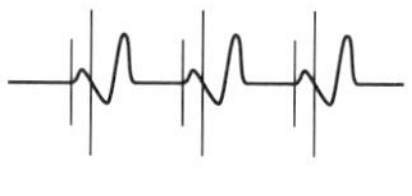

医師の記録に書かれていることがあります。ぜひ見てみてください。

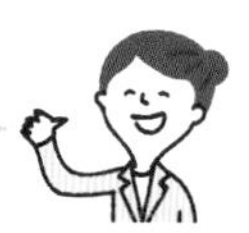

第3章

ICD
植込み型除細動器

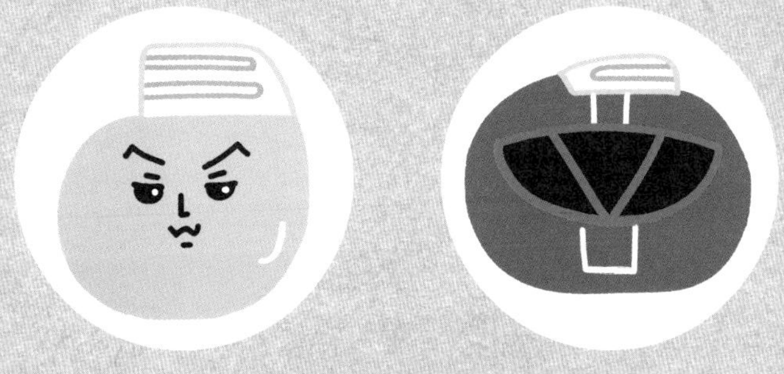

ペースメーカの概要が理解できたら、
ICDに進みましょう。
ICDは、ペースメーカの機能も備えているものもあり、
さらに、致死性不整脈に対して除細動を行える
高性能なデバイスです。
機能や注意事項をしっかりみていきましょう。

1 ICDって何だろう

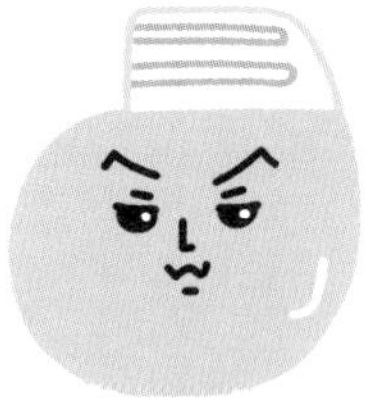

ICDとは、implantable cardioverter defibrillatorの略で、「植込み型除細動器」のことです。

ICDは、心室頻拍（VT）や、心室細動（VF）など、全身に血液を送ることができなくなる致死性の不整脈が出た場合に、抗頻拍ペーシングや、除細動を行って停止を試みます。院内にある除細動器や、駅などにも設置されているAED（自動体外式除細動器）と、考え方はほぼ同じです。

心臓ペースメーカの機能も持ち合わせており、徐脈性不整脈と頻脈性の不整脈の両方に適応します。突然死を防ぐために有効ですが、植込み後は就学・就労や車の運転などに制限がかかるため、より一層細やかなインフォームドコンセントが必要です。

※イメージ

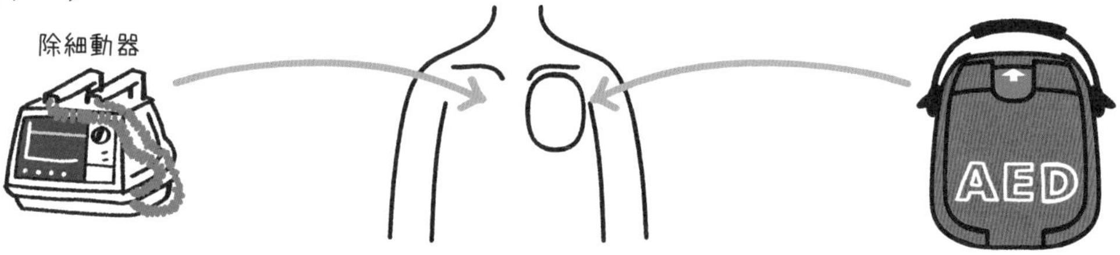

ペースメーカと同じく、ジェネレータと呼ばれる本体と、リードから成ります。抗頻拍ペーシングや除細動を行うためには、通常のペーシングより大きなエネルギーを出せなければなりません。また、本体が除細動パドルのはたらきをするため、ある程度の大きさも必要です。このため、ペースメーカと比べると、本体はひとまわり大きく、重いです。

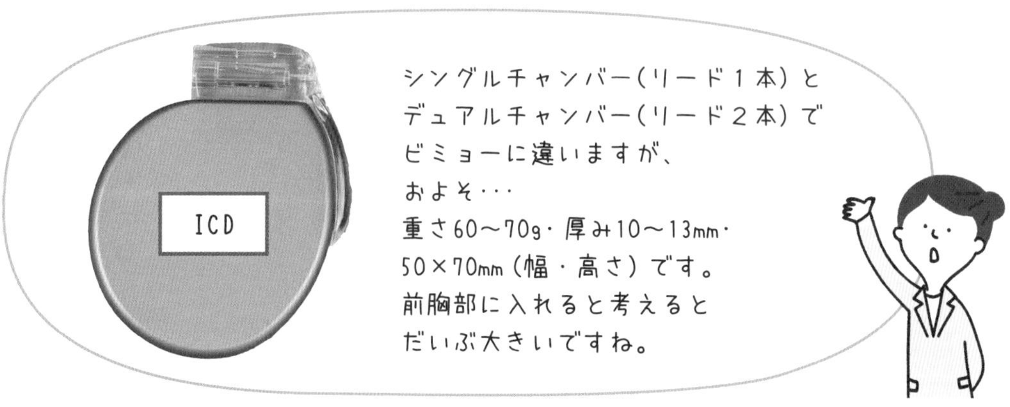

ICDでは、リードが１本から３本のタイプがあります。なぜでしょう。

除細動だけが必要な患者さんの場合は、リード先端の電極と本体とで心臓を挟んで除細動を行うため、**リードが１本**です。

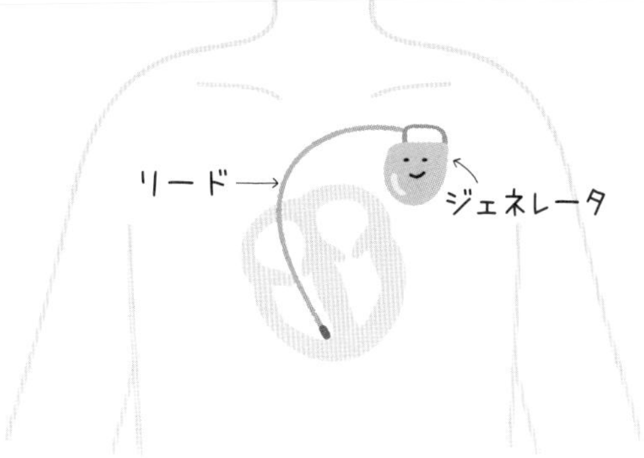

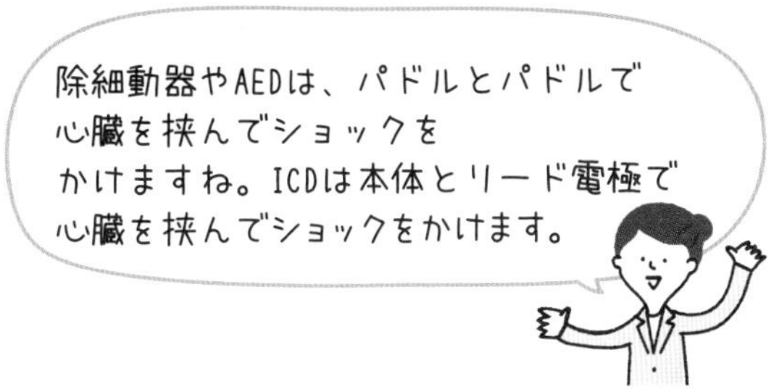

しかし、洞不全症候群や房室ブロックなど、ペースメーカの機能も必要な疾患を合併している患者さんであれば、心房と心室両方のリードが必要になるので、**リードが２本**になります。

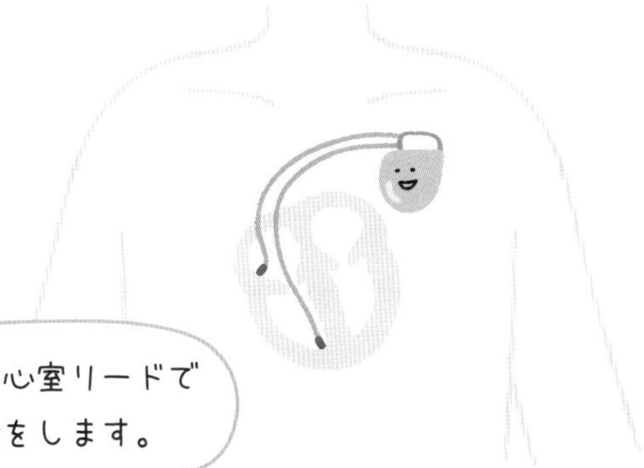

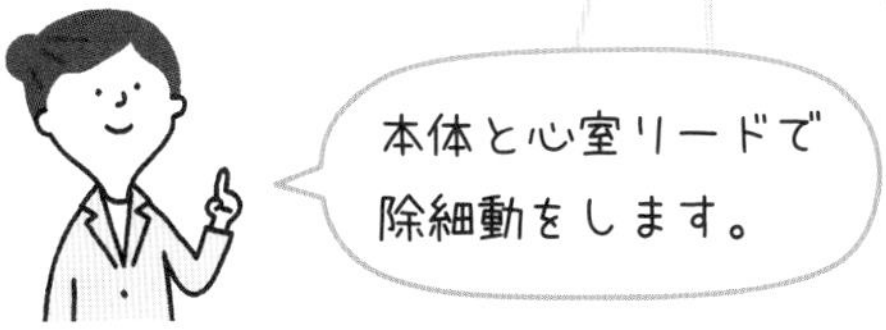

では、**リードが３本**必要なケースとは……？

それは、心臓再同期療法（p.69）を必要とする患者さんです。

この場合、左右の心室をペーシングするため、心房＋心室２本で、３本のリードが必要です。除細動は、右心室のリードと本体で行います。

心臓再同期療法に除細動機能が付くと、ICDではなく、「CRT-D」（除細動機能付き心臓再同期療法）と呼びます。

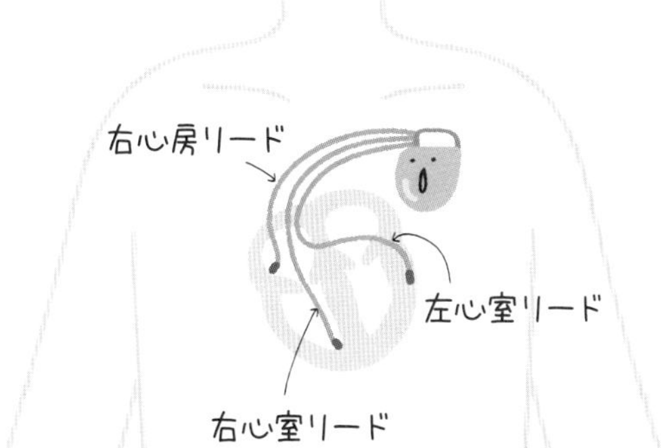

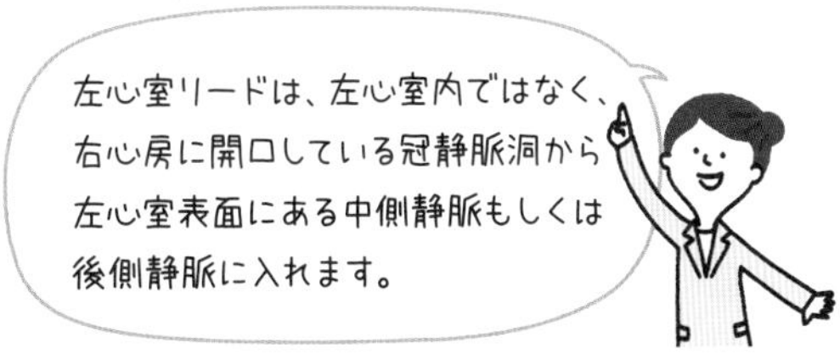

2 ICDの適応疾患

簡単にいうと、心室頻拍と心室細動です。薬剤が無効もしくは副作用で使えないケース、心疾患があるケースなど、ガイドラインに細かい記載がありますが、ここはざっくり覚えておけば大丈夫です。

心室頻拍、心室細動を引き起こす疾患は、陳旧性心筋梗塞などの虚血性心疾患、拡張型心筋症や肥大型心筋症、心サルコイドーシスなど心筋細胞が変性するものが多いですが、ここでは特殊な遺伝性心疾患として以下の３つ、①ブルガダ症候群、②QT延長症候群、③カテコラミン誘発性多形性心室頻拍を紹介します。

❶ ブルガダ症候群

ブルガダ症候群とは、虚血性心疾患や心不全などの器質的な問題がないのに、急に心室細動を起こす疾患です。心臓のはたらきには、ナトリウム、カリウム、カルシウムなどのイオンが影響しますが、20％程度は、ナトリウムを司る機構に遺伝的に問題のあるケースです。

30～50歳代の男性に多く、男女比は10：１です。ブルガダ症候群による突然死を防ぐ方法は、現在のところICDのみとされています。

ブルガダ症候群では、心電図でＶ１～Ｖ３右側胸部誘導にST上昇が認められます。

ST上昇には、上向きに凸のCoved型と呼ばれるタイプ１と、Saddle back型と呼ばれるタイプ２があります。

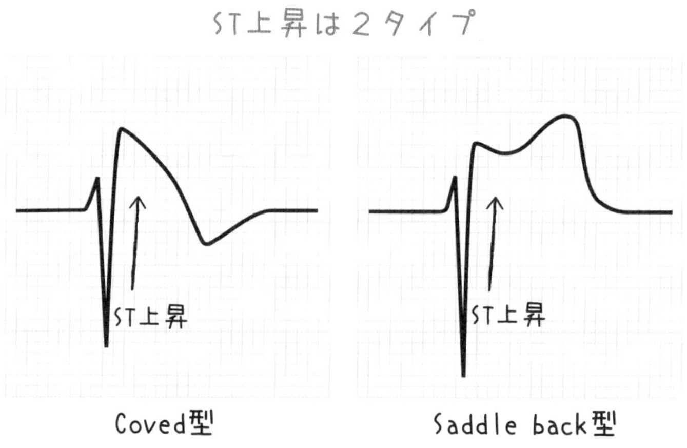

ブルガダ症候群と診断されても、すべてのケースでICDが植え込まれるわけではありません。日本循環器学会のガイドラインに細かい記載がありますが、強く推奨されている(Class I ⇒p.73) のは、タイプ１(Coved型) 心停止・心室細動既往例です。

❷ QT延長症候群（long QT syndrome：LQTs）

QT延長症候群とは、心電図上、心室の興奮の立ち上がりを示すQ波から、興奮の回復を示すT波の終わりまでが長引いて、多形性心室頻拍（torsade de pointes：トルサード・ド・ポアンツ）を引き起こす疾患です。

原因は心筋の遺伝子異常で、2,500人に１人程度で女性に多く、いくつか分類はありますが、運動時、ストレスがかかったときなどに出やすいといわれています。

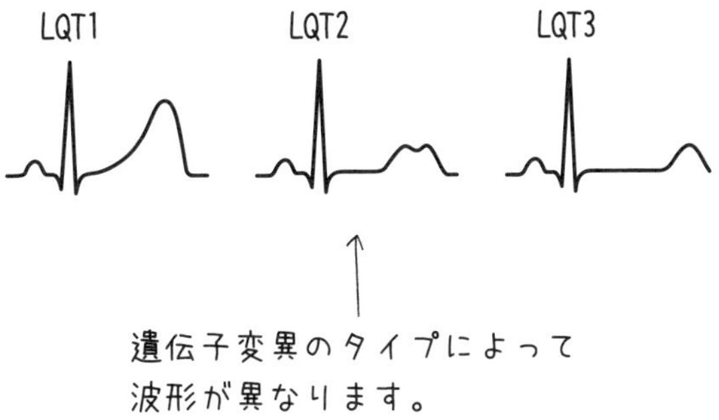

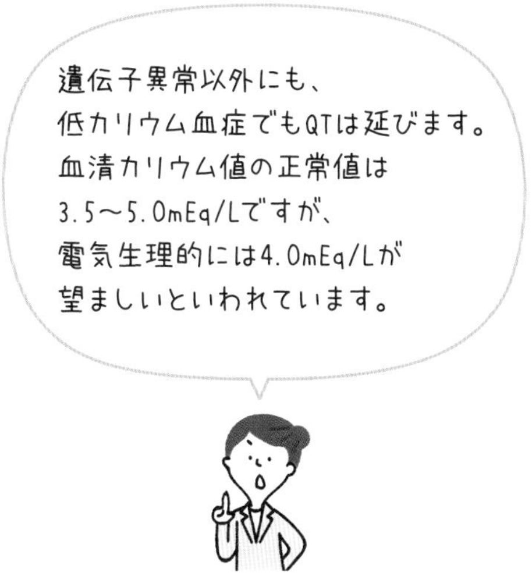

❸ カテコラミン誘発性多形性心室頻拍（catecholaminergic polymorphic ventricular tachycardia：CPVT）

カテコラミン誘発性多形性心室頻拍とは、その名のとおり、カテコラミンによって引き起こされる多形性の心室頻拍です。内因性（運動時やストレスなどで自分の体内でカテコラミンが分泌されるとき）、外因性（薬剤としてのカテコラミン投与）どちらによっても引き起こされます。まれな疾患で、10,000人に１人程度とされていますが、心室細動に移行しやすく、失神や突然死を起こす確率が高いことが特徴です。

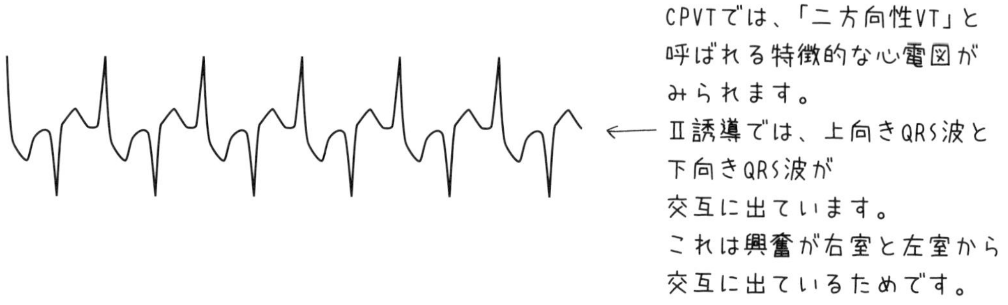

〈誘発要因〉

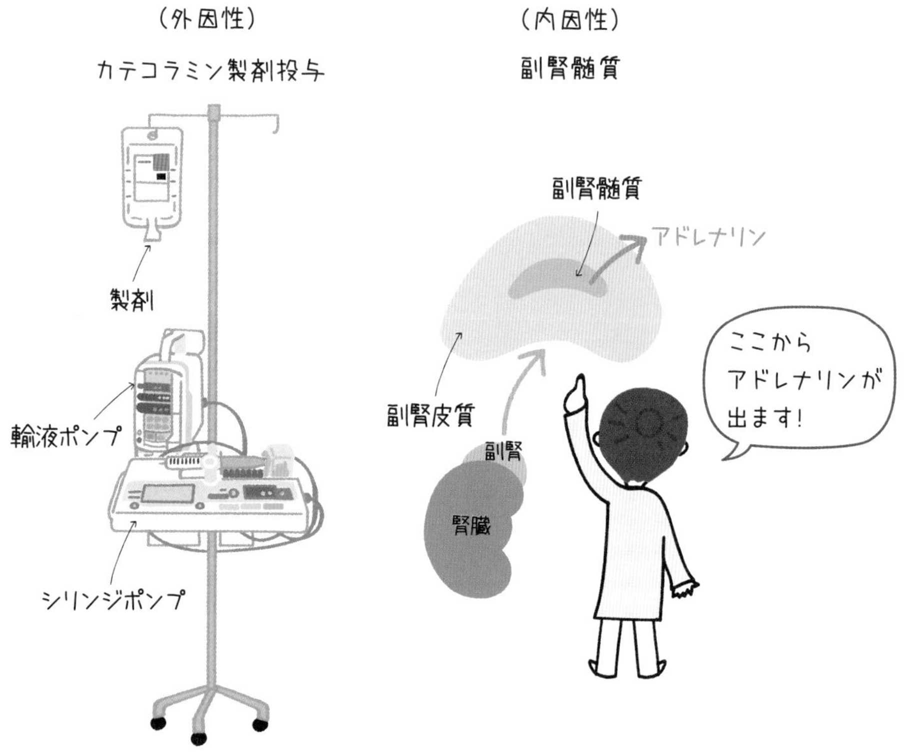

いずれの疾患でも、診断がついてすぐに植込みを行うわけではありません。

ICD植込みにも合併症などのリスクが伴ううえ、植込み後は就学・就労・運転などに制限がかかります。上室性頻拍や心房細動による誤作動も、ICDの大きな課題です。心室細動や心停止の既往がある、適切な薬物療法などを行っても不整脈が抑制されない場合などに、ICD植込みが慎重に考慮されます。

3 ICDの設定と治療

抗頻拍ペーシング、カルディオバージョン、除細動という、主に３つの治療方法があります。患者さんの病態によって、除細動のみ、除細動とカルディオバージョンの組み合わせ、抗頻拍ペーシングからカルディオバージョン・除細動への移行と、個別に設定を決めます。では、１つずつみていきましょう。

❶ 抗頻拍ペーシング（antitachycardia pacing：ATP）

抗頻拍ペーシングとは、頻拍が起こっているときに、その頻拍の速さよりも、もっと速いペースでペーシング刺激を出して、頻拍を止める方法です。

わかりにくいですね。p.49であったように、刺激伝導には、「不応期」という、刺激に反応できない時間があります。この「不応期」は、刺激が伝わって、興奮した直後に訪れます。速いペーシング刺激を出すことで、人工的に不応期をつくり、頻拍をつくっている刺激に対し、心筋が反応できないようにします。

〈ATPのイメージ〉

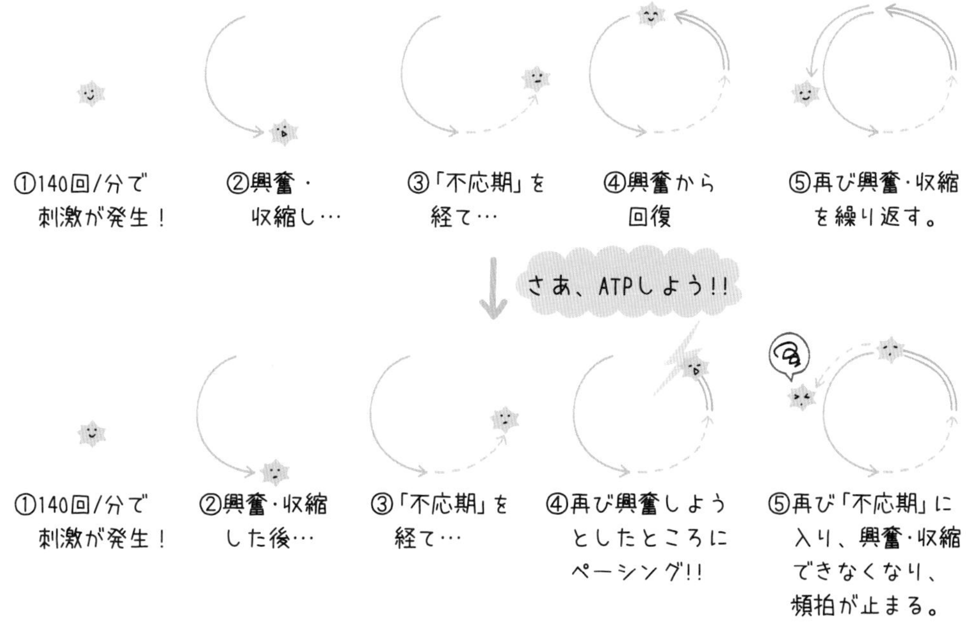

抗頻拍ペーシングには、4種類あります。

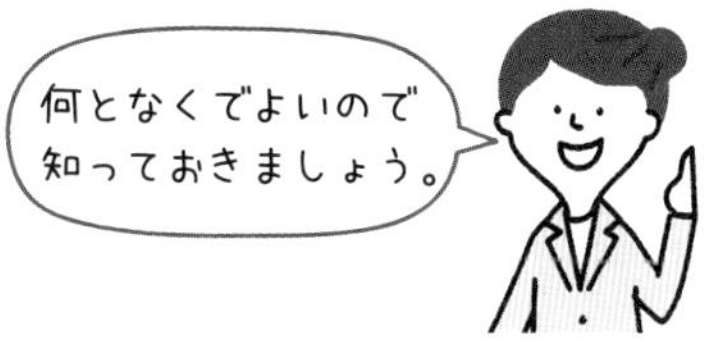

バースト（burst）… 一定の早い間隔で、ペーシングする方法

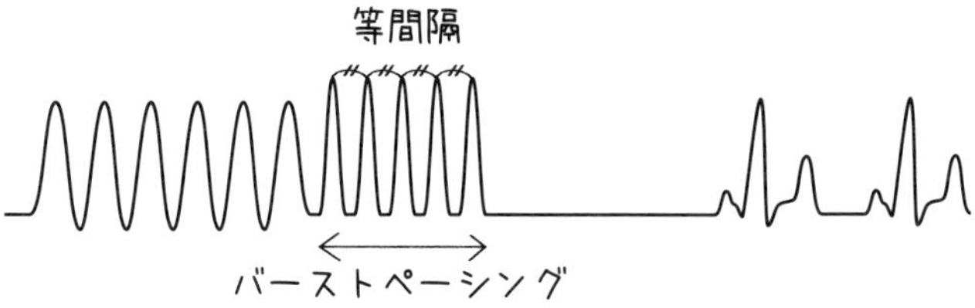

ランプ（ramp）… 徐々にペーシング間隔を短くしていく方法

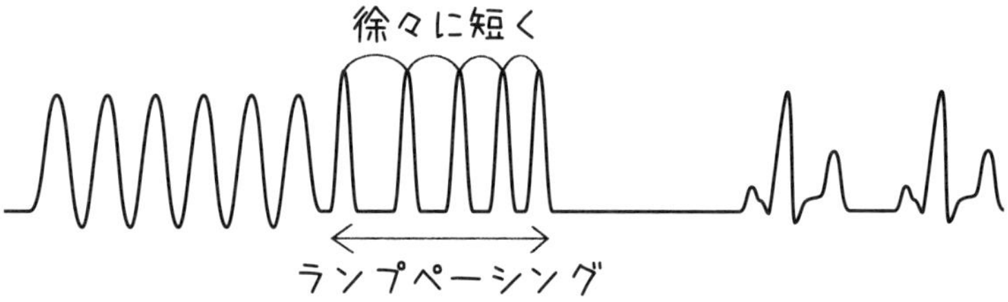

スキャン（scan）… バーストを、段階的に短い間隔にしていく方法

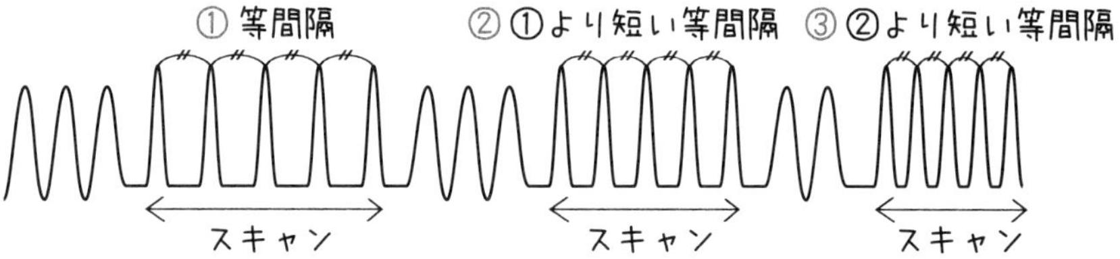

ランプ／スキャン… ランプとスキャンを同時に行う方法

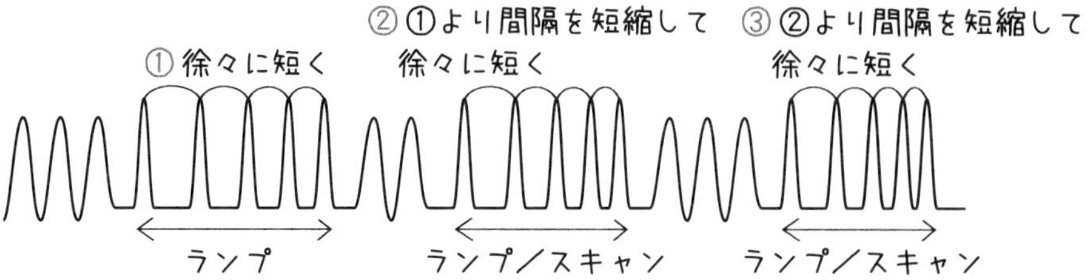

❷ カルディオバージョン（cardioversion）

抗頻拍ペーシングで止まらなかった心室頻拍（VT）などに対して、弱いジュール数（1～5J程度）でショックをかけることを、カルディオバージョンといいます。心室頻拍が出現してから、すぐにショックがかかるのではなく、心室頻拍を感知してから、10秒程度で充電がなされ、その後、ショックがかかります。

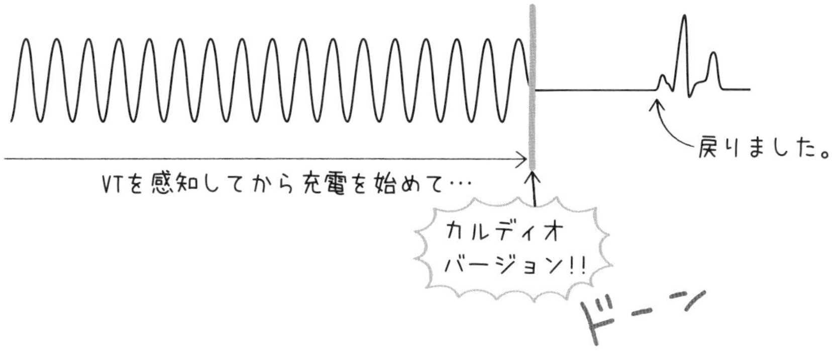

❸ 除細動

心室細動（VF）や、抗頻拍ペーシング、カルディオバージョンで止まらなかった心室頻拍に対して、20～41Jの強いジュール数でショックをかける方法です。除細動が必要な不整脈を感知してから、10秒程度で充電がなされ、充電が完了した時点で不整脈が止まっていなければ、ショックをかけるしくみになっています。充電中に不整脈が止まっていれば、ショックはかからないようになっており、この機能を、「ノンコミッテッドモード」といいます。

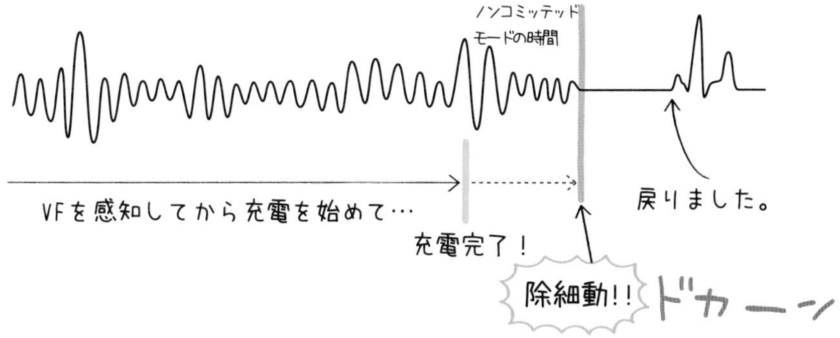

ICDの設定は、ペースメーカと同様にモードを設定するほか、抗頻拍ペーシングや除細動の治療の設定を心拍数で行います。心室頻拍に対して２つ、心室細動に対して１つ設定ができ、検出した心室頻拍や心室細動に対して、モニターする（監視して記録を残す）のか、抗頻拍ペーシングを行うのか、除細動を行うのかを決めることができます。

〈実際の設定の表〉

VT-1	VT-2	VF
130min-1	150min-1	222min-1
モニタ	ATP×３	ATP×１
	ATP×３	30.0J
	5.0J	36.0J
	30.0J×２	36.0J×４

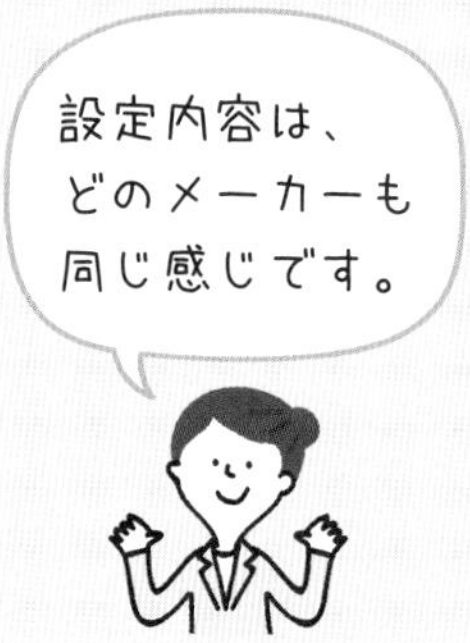

★心室頻拍の１つ目の設定は、VT-1 ZONE（ヴイティーワンゾーン）、２つ目の設定は、VT-2 ZONE（ヴイティーツーゾーン）、心室細動の設定は、VF ZONE（ヴイエフゾーン）と記載されています。

★この場合、１分間に130回以上の心室性不整脈が出たら「心室頻拍」と認識しますが、VT-1 ZONEには抗頻拍ペーシングも除細動も設定されていないので、モニタ（検出）のみ行い、治療はしません。記録には残り、デバイスチェック時に心電図波形を見ることはできます。

※注）VT 1 ZONEの設定以下の心室性不整脈は記録されないので、デバイスチェックを行っても検出できません。

★VT-2 ZONEは、１分間に150回以上の心室性不整脈が認識されると、まずは抗頻拍ペーシング（ATP）を３回×２セット行い、それでも止まらなければ５Jでショックをかけ、さらに止まらなければ30Jで２回ショックをかけるように設定されています。この場合も、記録に残り、デバイスチェック時に波形を見ることができます。

★１分間に222回以上の心室性不整脈が出たら、「心室細動」と認識し、抗頻拍ペーシングを１回かけ、止まらなければ、30J、36J、36J×４回と、徐々に除細動のレベルを上げていきます。

ICDを植え込むきっかけとなった心室頻拍の心拍数により、どこまで心拍数が上がったら治療を行う必要があるか、その患者さんごとで異なります。検出する心拍数も、治療を行う心拍数も、１人１人に合った設定をする必要があります。

レベルアップ

ICDの設定は、心拍数で行うため、著しい頻拍の洞性頻脈や、発作性上室性頻拍に対して、誤作動が起こる可能性があります。誤作動を予防するため、感知した頻拍が、本当に心室性のものであるかを鑑別する機能をもっています。

例 洞性頻脈や発作性上室性頻拍の波形をICDが覚えておいて鑑別する

例 心房と心室両方にリードが入っている症例であれば、心房の興奮と心室の興奮の回数に差があるかなどを鑑別する

→その頻拍が「本物の心室頻拍である」と判断したら治療を行う

しかし、この機能にも限界があり、まれに著しい心拍数の上室性頻拍や心房細動でショックがかかってしまうことがあります。その場合は、ショックがかかった際の患者さんの行動や心拍数を振り返り、再度ZONEの設定をすることが必要となります。

ちょっとレベルアップ ICDを作動させないために

ICDは致死性不整脈を止めるための機能をもった、すぐれたデバイスです。しかし、ICDが作動するということは、決してよいことではないのです。研究では、致死性不整脈に対する適切な除細動、上室性の頻拍に対する不適切な除細動にかかわらず、除細動が行われた患者さんでは死亡率が高いというデータが出ています。そのため、可能な限り除細動を行わないように、除細動の前に抗頻拍ペーシングを設定するほか、心室性不整脈を検出してから除細動までの時間を長くするなどの方法が試みられており、これを「ショックリダクション（ショックを低減させる）」といいます。

除細動を減らすためには、この「ショックリダクション」のほか、後述の看護の部分に記載されている、服薬管理や、体調管理も重要です。発熱や、感染症、過度の疲労をきっかけに、心室性不整脈が増えてしまう方もいます。体調が思わしくないときは身体を休めるようお話しています。

私たち看護師がデバイスの勉強をする目的は、患者さんの看護に活かすことです。ICD＝作動するもの、という認識ではなく、可能な限り除細動を行わなくて済むようなかかわりを心がけています。

4 完全皮下植込み型除細動器(subcutaneous ICD：S-ICD)

従来の経静脈的にリードを留置するICDが保険承認されたのは1996年ですが、2015年よりリードを皮下に植え込むタイプのICDが承認されました。

このデバイスの利点は、血管穿刺に伴う合併症のリスクがなくなることです。

〈実物大〉

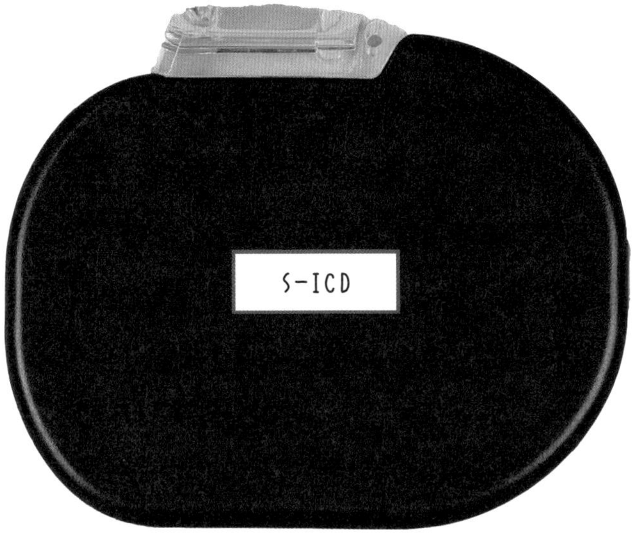

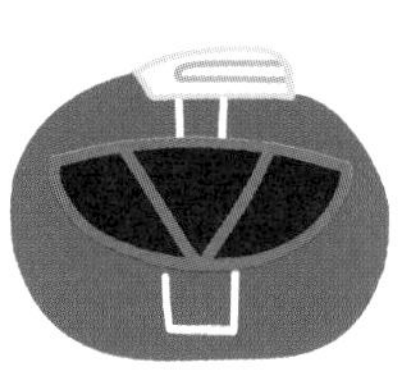

大きさ　約82×70mm
厚み　約13mm
経静脈的ICDと比べるとだいぶ大きいですね。
ショック出力　80J!!
すごいパワーなんです！

〈S-ICD植込みイメージ〉

本体・リード、どちらも皮下!!

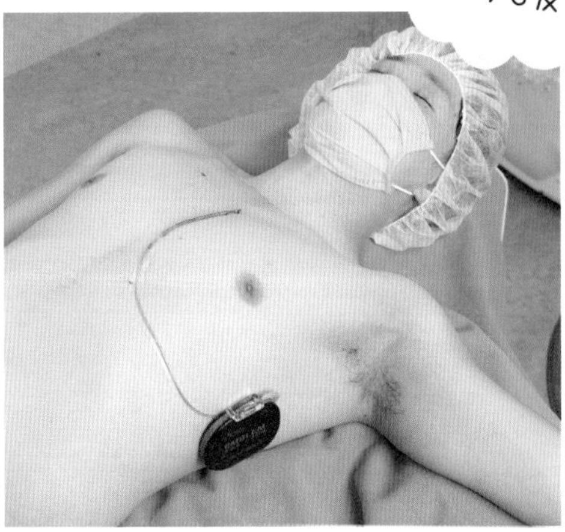

※p. 64, 82, 108, 116はモデルにより撮影

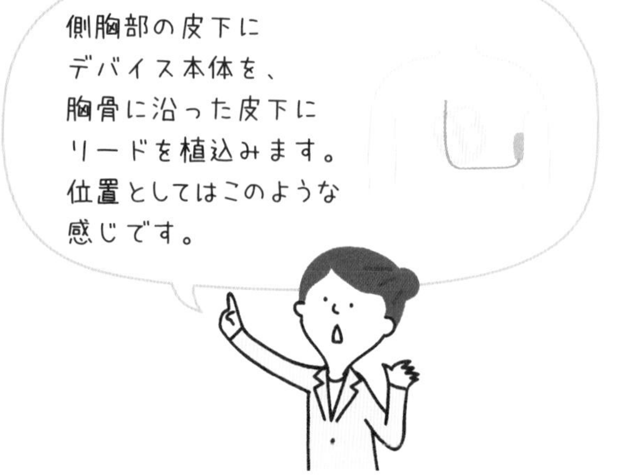

S-ICDのメリットは、デバイス感染のリスクは大きく変わりはないものの、血管内にリードを入れないことで、敗血症のリスクが少なくなります。経静脈的ICD(TV-ICD)も、S-ICDも、重篤な感染を起こした場合は、本体やリードの抜去が必要になりますが、TV-ICDと比して容易です。また、血管内でリードを進める際にリードが傷むことがあるため、経静脈的にリードを挿入するTV-ICDと比して、リードの持ちもよいというデータが出ています。

血管内にリードを留置するということは、血管・リードの両方に負担をかけるため、特に若年の方では、長期にわたるリード管理の面や、将来的に血管を温存できるよう計らうという点で、S-ICDが選択されることがあります。

また、透析を行っている患者さんも、血管にリードを入れずに済むS-ICDが用いられることが多いです。

デメリットとしては、ショックをかけることはできますが、ペースメーカのようなペーシング機能と、抗頻拍ペーシングの機能はありません(除細動後、一時的にペーシングを行うことはできます)。そのため、適応は限られていて、徐脈を合併しているケースや今後CRT-Dが必要になりそうなケースには使用できません(TV-ICDの場合は、左心室リードを追加すればCRT-Dとして使用することができます。CRT-Dアップグレードといいます。

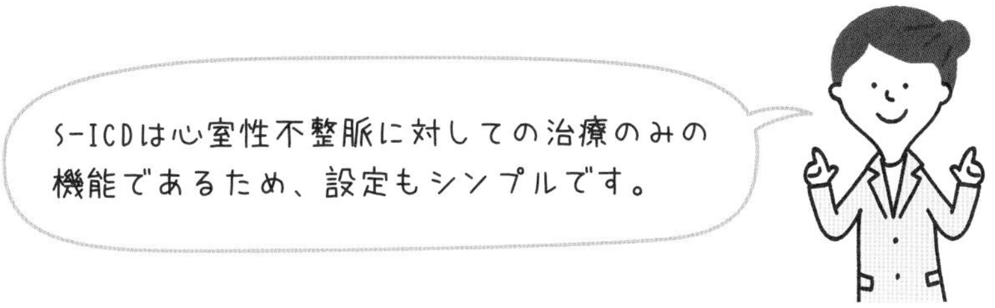

❶ センシング構成（どこの位置から刺激伝導を感知するか）

ICD、S-ICD、CRT-Dなど、除細動機能をもつデバイスで怖いのは、本来治療すべきでない場面で除細動が行われる「誤作動」です。

誤作動を避けるためには、検出した頻拍が本物であるか鑑別する必要があります。S-ICDでは、リードとデバイスを使って、３方向から心電図波形をとることができ、そのなかで①R波の高さが適切、②R波とT波との差が十分にある、③筋電位（ノイズ）が入りにくいなど、モニターするのに最も適した方向を選択します。

〈センシング構成の図〉

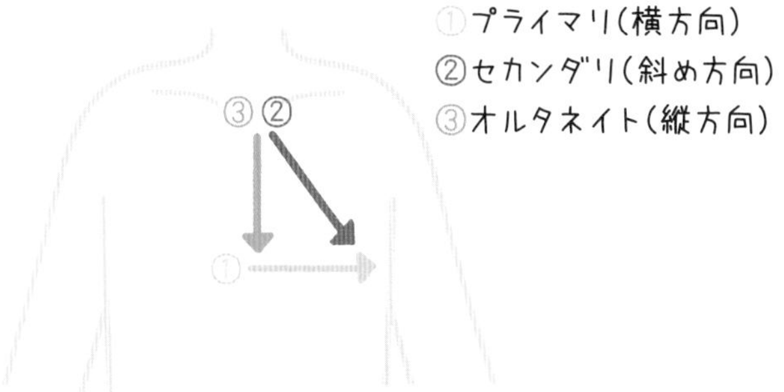

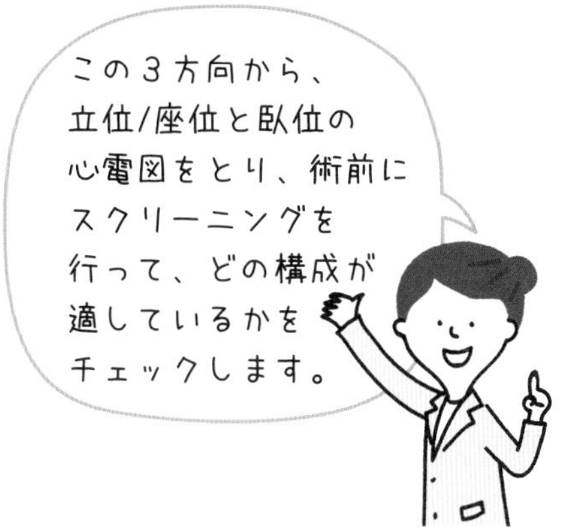

〈テスト結果〉

リード	仰臥位	立位／座位	右側臥位	右側座位	任意の体位	任意の体位	各体位間で形態は一致していますか？	適合したセンシングベクトル
プライマリ (Lead-Ⅲ)	適合	適合	適合	適合			はい □ いいえ □	□
セカンダリ (Lead-Ⅱ)	適合	適合	適合	適合			はい □ いいえ □	□
オルタネイト (Lead-Ⅰ)	適合	不適合	適合	不適合			はい □ いいえ □	□

❷ 治療設定

S-ICDは抗頻拍ペーシング機能がないため、除細動を行う心拍数の設定のみ行いますが、コンディショナルショックゾーンと、ショックゾーンという２段階の治療設定を行います。

コンディショナルショックゾーンとは、心室性不整脈が設定した心拍数を超えた場合、すぐに除細動を行うのではなく、波形や持続していることを監視し、ショックが必要と判断してから充電と除細動を行う心拍数の設定です。ショックゾーンとは、設定した頻拍数に達したら充電後すぐに除細動を行う心拍数の設定です。

❶❷をふまえて、実際の設定のデータをみてみましょう。

〈設定〉

頻拍治療設定	
治療	オン
ショックゾーン	220min^{-1}
条件付きショックゾーン	200min^{-1}

デバイスの追加設定	
ショック後ペーシング	オン
ゲイン設定	1倍
センシング構成	プライマリ
ショック極性	STD
SMART Charge	0 s
SMART Pass	オン
AFモニタ	オン

❶のセンシング構成は、右側のデバイスの追加設定の欄に記載されています。

この患者さんのセンシング構成は「プライマリ」なので、心電図計測は、右の図のとおり、横方向の誘導で行っています。

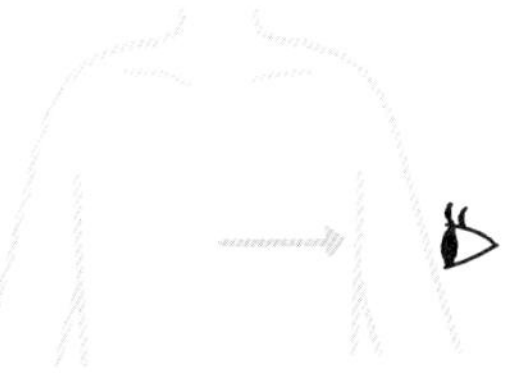

THE プライマリ

この患者さんの場合は、**横方向の誘導で心電図を計測すると、R波の高さが十分で、かつ、T波との差もある**という解釈ができます。

不整脈治療としては、「ショックゾーン」が「220min」となっているので、1分間に220回以上の心室性不整脈でショック作動する設定になっています。

「条件付きショックゾーン（コンディショナルショックゾーン）」は、「200min」となっているので、1分間に200回以上の心室性不整脈が出た場合は、本当に心室頻拍なのかをS-ICDがチェックし、心室頻拍で間違いないと判断したらショック作動する設定になっています。

これだけ理解していれば十分ですが、もう1つ「ショック後ペーシング」についてお話します。

ショック後ペーシングというのは、**ショック作動のあとは一時的に徐脈になりやすいため、ショック作動の後のみ30秒間ペーシングを行う**設定です。S-ICDは、徐脈に対するペーシング治療を行うことはできませんが、ショック作動の後だけは、ペーシングを行う機能をもっています。

スーパー レベルアップ

余裕があれば、SMART Passというものが、T波をQRS波と誤認識して、心拍数をダブルカウントしないためのもの、ということを頭の片隅においてみてください。

S-ICDはすぐれたデバイスですが、T波の誤認識（オーバーセンシングといいます）による誤作動が報告されており、その予防が課題となっています。

SMART Pass機能がONになっているか確認しておきましょう。

ダブルカウントとは…

（通常）

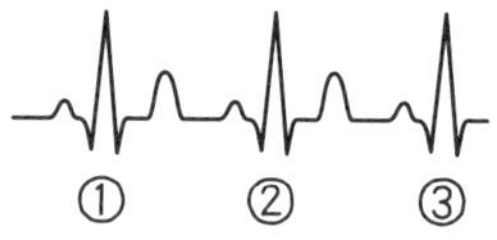

T波はQRS波の1/2以下のため、心拍数が正しくカウントされている

（ダブルカウント）

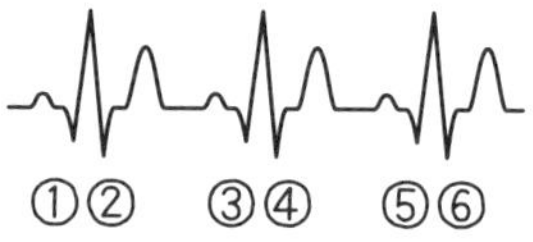

T波とQRS波の高さ（波高値）の差が少ないため心拍数が2倍にカウントされている

ちょっとひと息 デバイスの大きさ比べ

大きさがイメージしやすいように並べてみました！

ここまでの章で、心臓デバイスの種類がいろいろあることを紹介してきました。デバイスの大きさは性能、機能によってさまざまで、機能の少ないものほど小さく、除細動機能付きデバイスのように、パワーが必要なものは大きくなります。

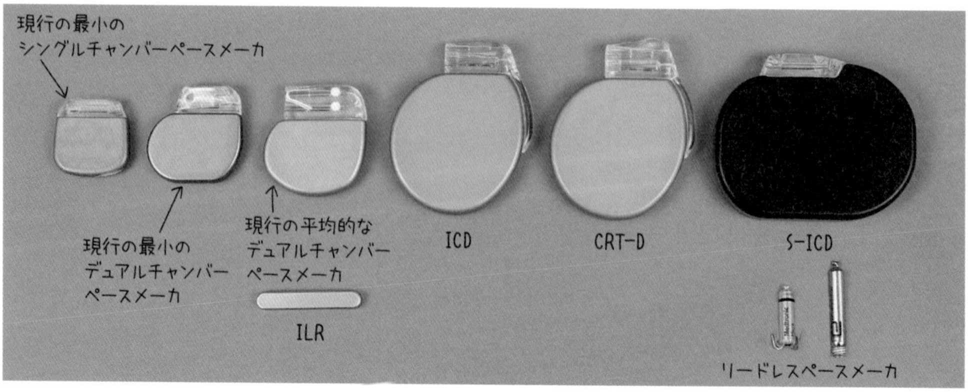

第4章

CRT
心臓再同期療法

心臓デバイスのなかで、
最も理解が難しいのがCRTですが、
重症な心不全の患者さんの状態やQOLを
向上させられる可能性をもつ
大切なデバイスです。
聞き慣れない用語がたくさん出てきますが、
1つ1つていねいにみていきましょう。

1 CRTって何だろう

CRT（cardiac resynchronization therapy）は、「心臓再同期療法」のことです。「同期」とは、タイミングを合わせるという意味ですが、心臓のタイミングを合わせるというのはどういうことなのでしょうか。また、タイミングを合わせることで、どんな作用が期待できるのでしょうか。心臓の解剖生理をふまえて解説します。

心臓は、静脈系から血液を受け取る心房と、動脈系へ血液を送る心室が左右にあり、計４つの部屋から成り立っています。

絵をよくみてください。

左心室の筋肉の壁（心筋）の厚みが、右心室のおよそ３倍ありますね。

なぜでしょうか。

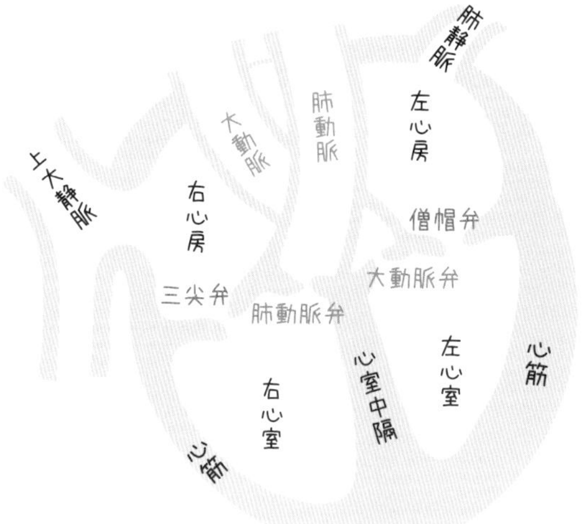

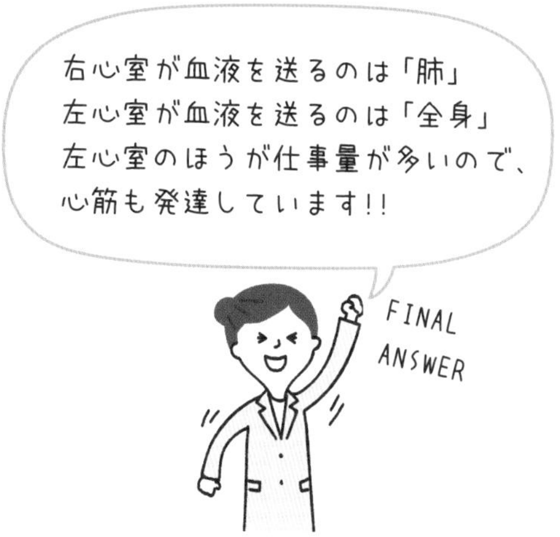

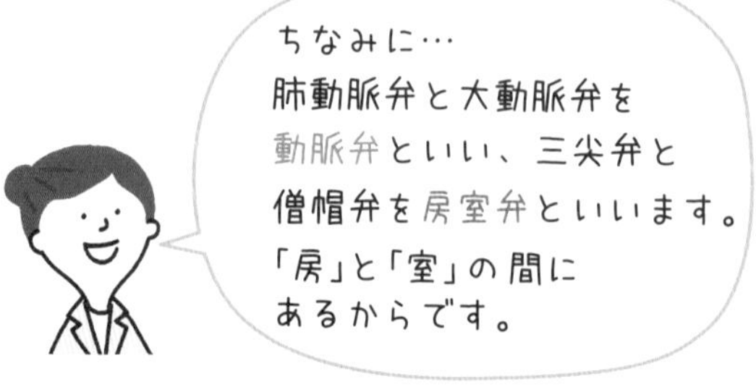

筋肉の厚い左心室を、右心室と同じように収縮させるため、右脚は１本であるのに対し、左脚は２本あり、前枝、後枝と呼ばれています。

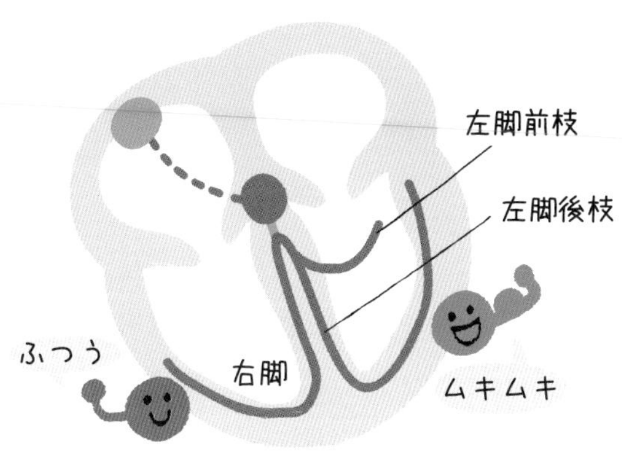

心不全が重症化してくると、左心室が大きくなり、左脚に障害を起こしやすくなります。左脚前枝は、後枝に比して細く切れやすいのですが、重症になると後枝も切れます。このような状態になると、左脚の伝導障害（左脚ブロック）が起こり、筋肉の厚い左心室を一気に興奮・収縮させることができなくなります。

左脚ブロックでは、左脚に伝導障害があるため、右心室と心室中隔が先に興奮・収縮し、その刺激に続いて左心室が興奮・収縮します。このため、収縮がとてもいびつになり、心拍出量が減ったり、房室弁がずれてしまったりして、さらに心不全を悪化させることになります。

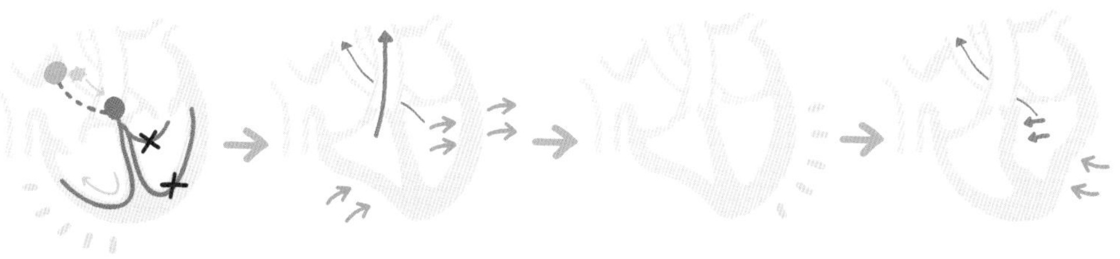

左脚ブロックでは右心室と心室中隔が先に興奮し…

収縮する。このとき左心室はまだ興奮・収縮していないので、右側からの収縮に押される形になる。

遅れて左心室に興奮が伝わって…

左心室も収縮するが右心室が拡張し始めるため、一部の血液は大動脈に入らず、左心室内に残ってしまう。

一度、心不全が重症化し、左脚ブロックを発症すると、治療を施しても、元どおりの心機能に戻ることは大変難しくなります。しかし、左脚ブロックの状態をそのままにしておけば、心不全は悪化する一方です。

そこで、リードを右心室の先のほう（心尖部）と、左心室の壁に留置し、両方をペーシングすることで、右心室・心室中核と、左心室が同時に興奮・収縮できるようにしよう！！というのが、「心臓再同期療法」です。

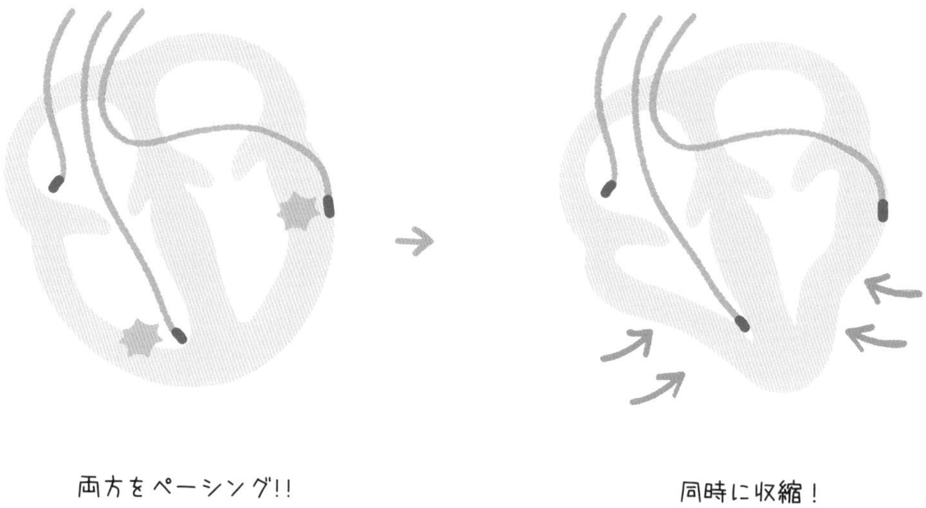

役立つ豆知識

実際の患者さんのデバイスを表す場合、CRT-P、CRT-Dのように、CRTの後ろには「P」と「D」が付きます。「P」は、pacemaker、「D」はdefibrillationの略で、CRT-Pはペーシング機能のみのCRTデバイス、CRT-Dは除細動機能付きのCRTデバイスで、考え方としては「CRT＋ICD」となります。

CRTが必要な患者さんは、心筋細胞が変性する疾患（心サルコイドーシスや拡張型心筋症）も多く、植込み時はCRT-P適応でも、将来的に除細動機能が必要になる可能性があります。しかし、CRT-Dは非常に高額（2022年の保険償還価格で350～460万円、CRT-Pは150～170万円）であること、除細動機能を有するデバイスを植え込むと、就労や車の運転などに影響を及ぼすため、どちらを選択するかは慎重に検討する必要があります。

2 CRTの適応

ペースメーカやICDは、「適応疾患」ですが、CRTは「疾患」では適応は決まりません。しいて言えば、「慢性心不全」ですが、それも心不全の程度によります。

ガイドライン上、CRTのクラスⅠ適応は、次の２つです[1)]。

だいじ！

❶NYHA心機能分類Ⅲ～Ⅳの患者で、以下をすべて満たす場合

①最適な薬物治療、②LVEF≦35％、③QRS幅120ms以上の左脚ブロック、④洞調律

❷NYHA心機能分類Ⅱ度の患者で、以下のすべてを満たす場合

①最適な薬物治療、②LVEF≦30％、③QRS幅150ms以上の左脚ブロック、④洞調律

〈参考１：ガイドラインの推奨レベル〉

クラスⅠ	：有益であるという根拠があり、適応であることが一般に同意されている
クラスⅡa	：有益であるという意見が多いもの
クラスⅡb	：有益であるという意見が少ないもの
クラスⅢ	：有益でないまたは有害であり、適応でないことで意見が一致している

〈参考２：NYHA心機能分類〉

Ⅰ度	：心疾患を有するが、そのために身体活動が制限されることはない 日常生活における身体活動では、疲労・動悸・呼吸困難・狭心痛は生じない
Ⅱ度	：身体活動に軽度から中等度の制限がある 安静時は無症状だが、通常の活動で症状をきたす
Ⅲ度	：身体活動に高度の制限がある 安静時は無症状だが、通常以下の活動で症状をきたす
Ⅳ度	：いかなる身体活動を行うにも制限がある 安静時であっても症状をきたす

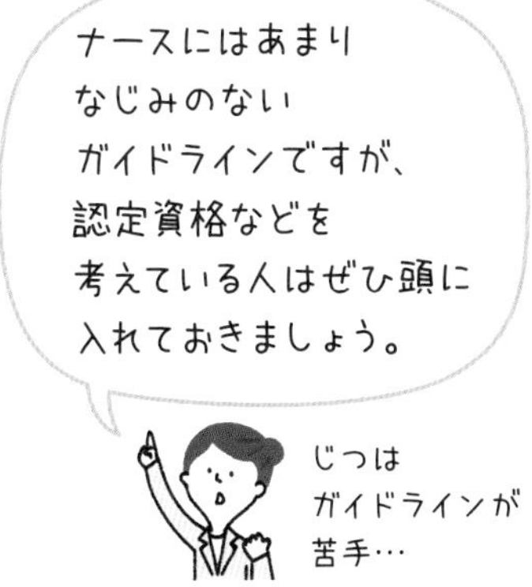

難しく聞こえますが、つまり、一番いい薬で治療をしても、心不全も心室の収縮能もよくならない洞調律の患者さんがCRTの適応です。おさらいになりますが、NYHA心機能分類は、心不全の症状の程度の分類で、数字が大きいほど悪くなります。このため、❶では、LVEFが35％以下で適応、❷では30％以下で適応とされています。

文献

1）日本循環器学会/日本不整脈心電学会合同ガイドライン：不整脈非薬物治療ガイドライン（2018年改訂版）. chrome-extension://efaidnbmnnnibpcajpcglclefindmkaj/https://www.j-circ.or.jp/cms/wp-content/uploads/2018/07/JCS2018_kurita_nogami.pdf（2023年８月閲覧）

3 CRTの設定

CRTの最大の目的は、「右心室と左心室の収縮を同期させる」ことです。両室の収縮の遅れの原因も程度も患者さんによってさまざまであり、とても細かい設定が必要です。

❶ モード

思い出してください。ペースメーカでは、心室ペーシングが将来的に予後を悪くするため、可能な限り自己心拍を優先させる、心室ペーシングを減らすことが大切でした。

しかし、CRTでは、右心室と左心室の壁に留置した２本のリードでタイミングを合わせて両方の心室をペーシングすることが治療であるため、「心室ペーシングを優先」させます。このため、心房リードが入っているケースでは、DDD(R) モード、心房細動などで心房ペーシングができない場合はVVI(R) モードとなり、AAIやDDIなど、心室ペーシングより心室の自己心拍を優先するモードは通常選択しません。

❷ AV delayとVV delay

AV delayは、ペースメーカのところ（p.42）で出てきましたね。

VV delayとは、右心室と左心室の収縮のずれをもとに設定される、右心室ペーシングと左心室ペーシングのタイミングの時間差（間隔）です。

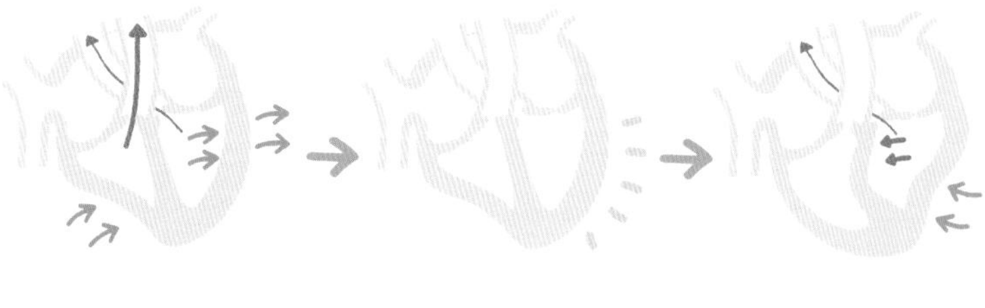

CRT適応のケースは右心室と左心室の収縮がずれています。その「ずれ」のぶん、左心室を早くペーシングさせることで右心室とじょうずに同期できるようにします。

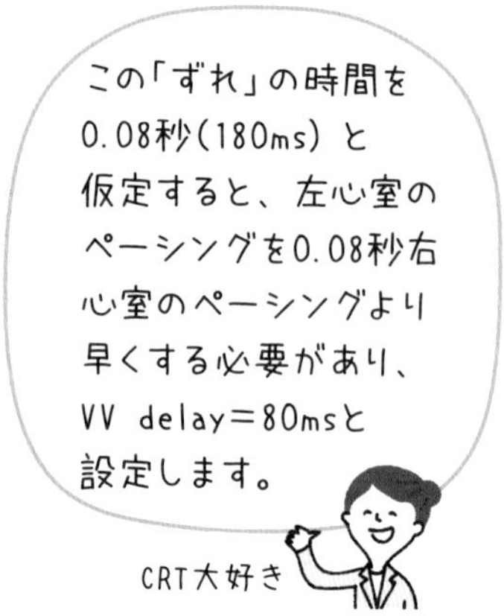

CRTには、「右心室と左心室の収縮を同期させる」ほか、もう1つ大事な目的があります。それは、「心房と心室を一番よい状態で同期させること」です。

心房と両室ペーシングのタイミングを合わせることを「至適化」といいます。

このためCRTでは、AV delayとVV delayの2つがとても重要な設定となります。

以前は、心エコー下でプログラマを使用して、最も同期できるタイミングに手動で設定していました。また、AV delayに関しては、自己心拍を優先すると両室ペーシングがはたらかないため、手動で測定した自己の房室伝導時間より短く設定するのが一般的でした。

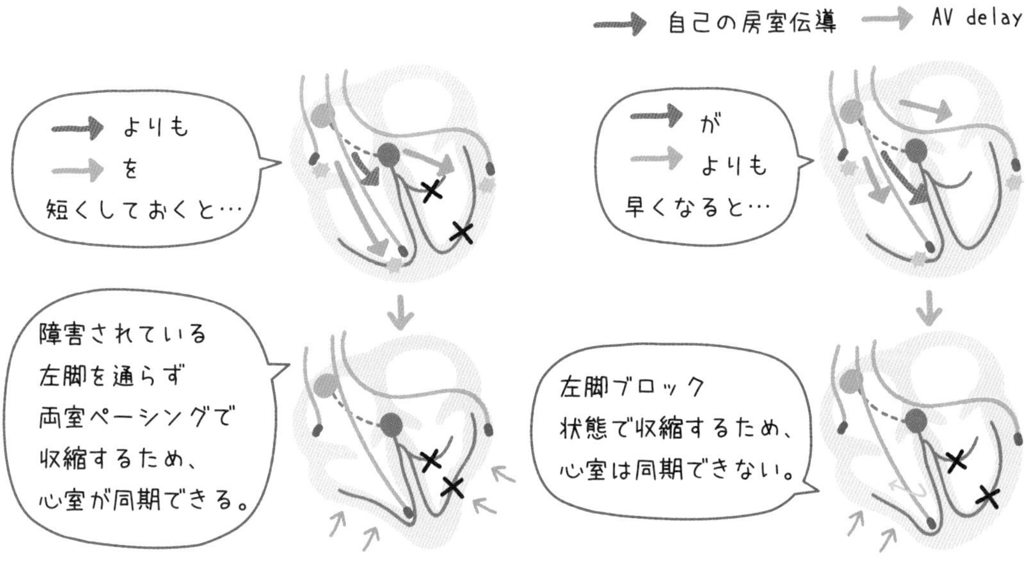

しかし、デバイスはここ数年で著しく進化し、現在はどのメーカーも、自動でAV delayもVV delayも設定することが可能になりました。各メーカーで機能やアルゴリズムは異なりますが、どのメーカーも、心エコー下で行う設定と同等の至適化ができるとされています。

手動でAV delay、VV delayを設定するのはとても時間がかかること、状態によって再設定が必要になること、ページングのタイミング測定時に至適でないページングが行われる可能性があることから、自動で設定できる機能は有用であると考えられます。

❸ 極性

聞きなれない言葉ですね。正確には、「ペーシング極性」といい、両室ペーシングをどの電極の間で行っているかを表しています。わかりやすく図で説明しますが、その前に左心室ペーシングに用いられるリードのお話をします。

左心室の壁に留置するリードは、４つの電極をもち、「４極リード」と呼ばれています。

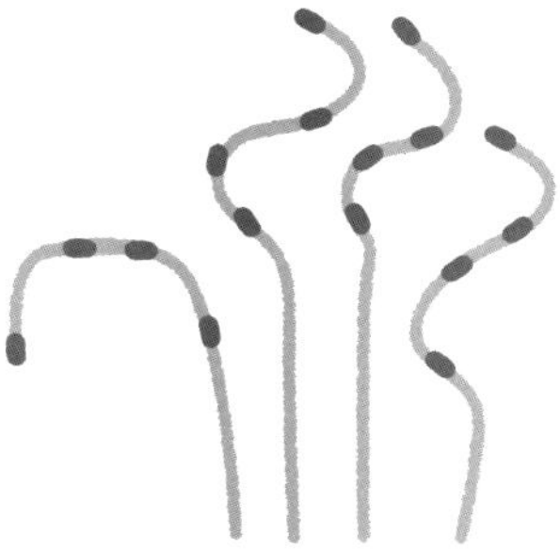

なぜ、電極が４つも必要なのかというと、

理由① 左心室リードは心房や右心室リードと異なり、心筋にスクリューで植え込むのではなく血管内に留置されるため、血管の形状によって電極の位置が変わります。４つの電極を搭載していれば、効果が高い場所にいずれかを配置できます。

〈イメージ〉

※わかりやすくするため、心臓を簡略化しました。

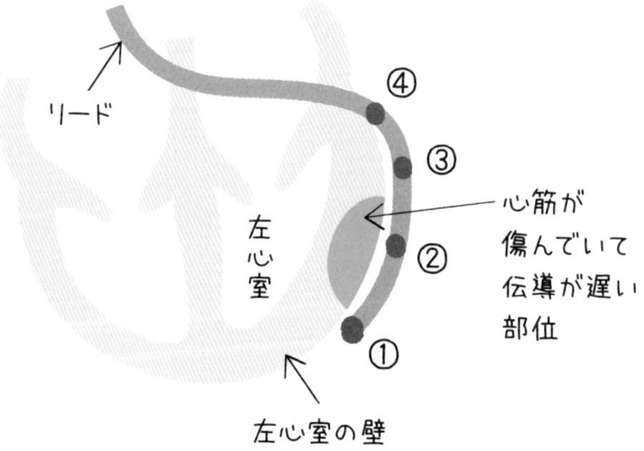

ピンポイントで
電極を収縮が
遅れているところに
留置することは
難しくても、
４つのうちいずれかが
当たってくれれば
よいのです。

理由② 左心室の壁は横隔神経に近いため、ペーシングの位置と横隔神経が近い場合、しゃっくりのような現象を起こす可能性があり、その場合はペーシング部位を変える必要があります。

〈イメージ〉

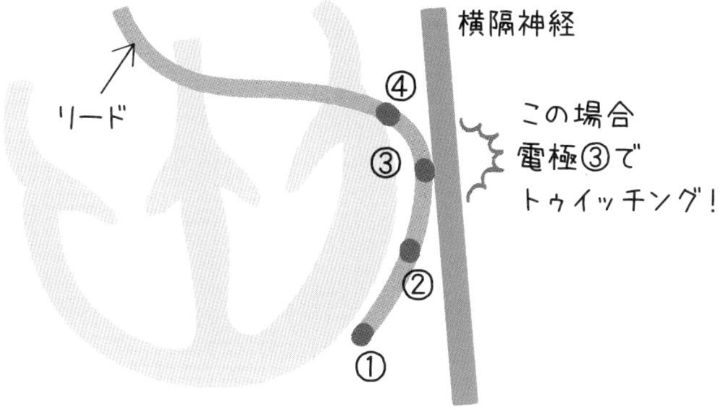

神経も血管も
人それぞれ
走行部位が違います。
そのためどの電極でも
起こらない人もいれば、
すべての電極で
起こる人もいます。

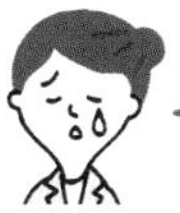

Twitching（トゥイッチング→p.101）といいます。結構ツライ。

理由③ 伝導が悪い部分でペーシングをするほうが、伝導のよい部分でペーシングをするよりCRTの効果が高いためです。

〈イメージ〉

※部分的にみてみると…

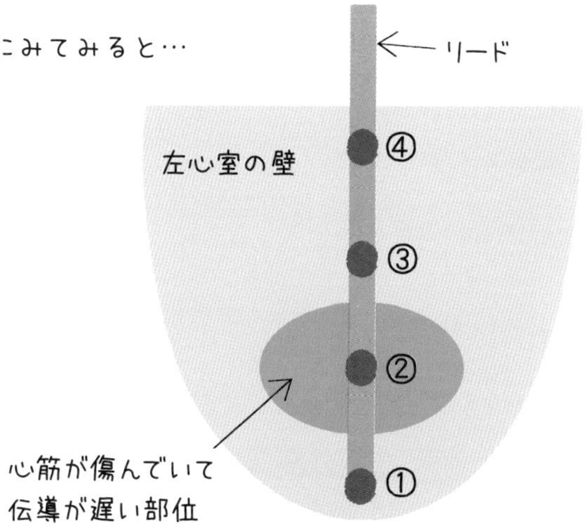

収縮のずれとなっている
部分でペーシング
することで、よりよい
同期ができます。
この場合は電極②で
ペーシングするのが
よいです。

MPP or MSPと略されることも

④ マルチポイント（マルチサイト）ペーシング

CRTを行っても、効果の少ない「ノンレスポンダー」と呼ばれるケースが３割程度存在します。AV delayが至適化されていない、不整脈により両室ペーシングの比率が低いなど、原因はさまざまですが、マルチポイント（マルチサイト）ペーシングを行うことにより、改善が得られる場合があります。

マルチポイント（マルチサイト）ペーシングとは、通常、右心室リードと左心室の４極リードのうちいずれかの１つの電極で行われる両室ペーシングに、左心室の電極をさらに１つはたらかせて３点で両室ペーシングを行うことで、よりしっかりした収縮を得られるようにすることです。

〈イメージ〉

※右心室リードと、左心室リードの電極
２か所を使います。

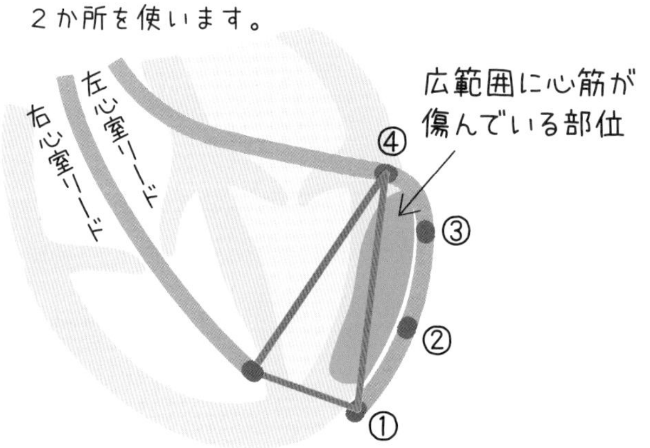

ペーシングポイントの距離が30mm以上離れていると効果が高いといわれています。
この場合も、傷んでいる心筋を含めてペーシングできるように、① ④と右心室リードの３点でペーシングすることが理想です。

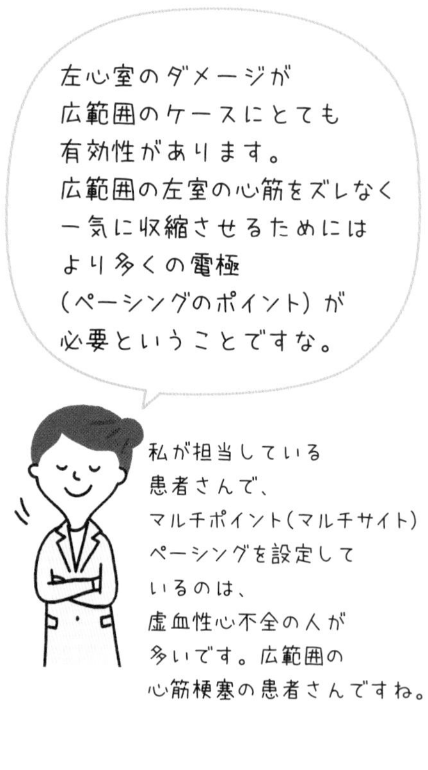

有効性が期待できるマルチポイントペーシングですが、ペーシングを行う電極が１つ増えることで、電池寿命は短くなります。マルチポイントペーシングの効果が得られなかったケースや、効果が得られて心機能が改善し、通常のペーシングに戻しても問題なさそうなケースでは、電池寿命との兼ね合いで設定を戻すことも考慮します。

第5章

その他の心臓デバイス

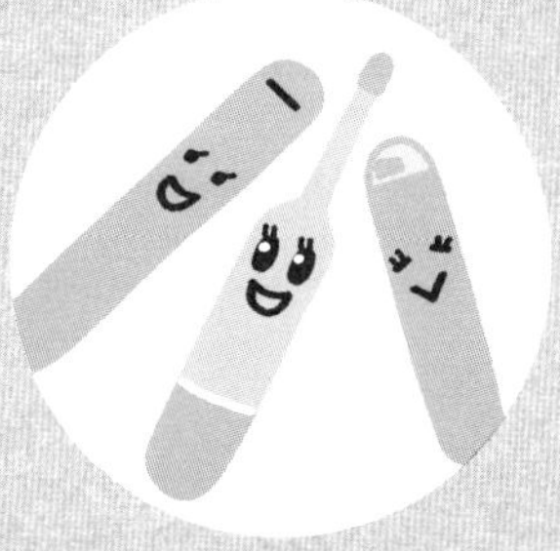

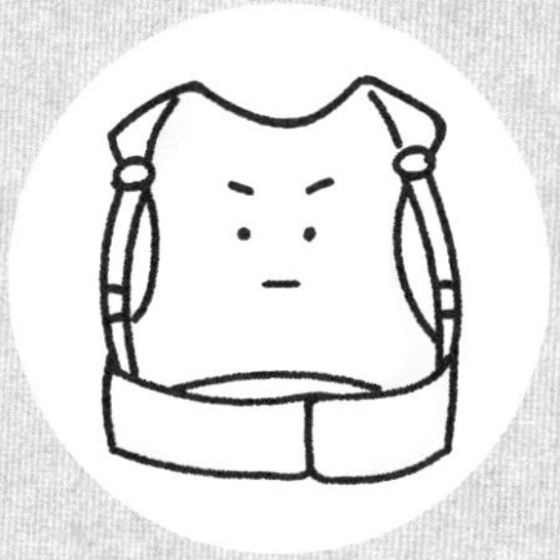

ここまでの章で、ペースメーカ、
ICD、CRTについて理解できたと思います。
以前は、この3つを知っていれば
デバイス装着患者さんの看護をするのに十分でした。
しかし、ここ数年、さらなるデバイスが登場しました。
それは、植込み型ループレコーダ、
着用型自動除細動器です。1つずつお話します。

1 植込み型ループレコーダ (implantable loop recorder：ILR)

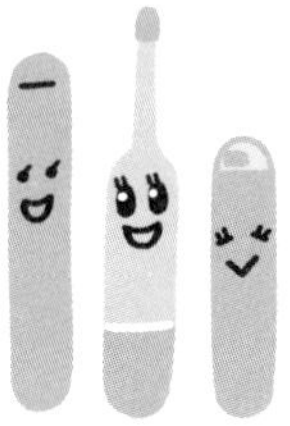

今までは、ペースメーカ植込みになる患者さんは、失神などの症状をもとに、心電図検査やホルター心電図（24時間心電計）の計測結果を診断材料としていました。

しかし、受診時の検査や24時間のみでは不整脈を検出するには十分とはいえません。そこで、登場したのが「植込み型ループレコーダ（ILR）」です。とても小さいバッテリ内蔵型の心電計を皮下に植え込んで、心電図を計測するものです。日本では、現在３社のILRが使用されていますが、平均して２年程度は継続して心電図を計測することが可能です。

〈LINQ（リンク）Ⅱ〉

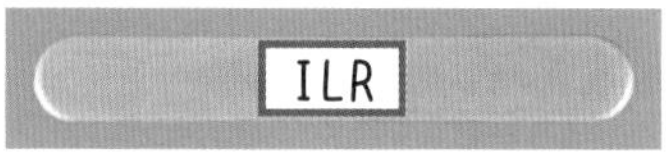

メドトロニックのILRは2023年に、LINQ Ⅱという進化したスペックの機器が発売され、電池がおよそ4.5年もつようになりました。頻拍の検出が５拍からと３社の中で一番短い設定ができます。

〈BIOMONITOR（バイオモニター）〉

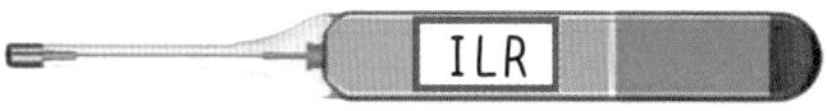

バイオトロニックのILRは、しっぽのような部分があり、このため他の２社よりも少し大きめです。そのぶん、波形がとても明瞭で、P波の鑑別がしやすくAFの検出にはとても役に立ちます。

〈Jot（ジョット）Dx〉

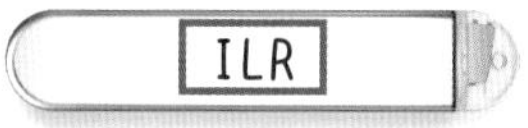

アボットのILRは2022年に新しい機器が発売されました。ゲインビューアという機能があり、波形をズームアップできるため、P波を探したり、ポーズ時に小さなQRSが隠れていないかなどをしっかりみることができます。

心臓デバイスのMRI撮像（p.130）に関して、ILRは、「記録」のみ行っており、「治療」は行わないため、デバイスを植え込んでいない患者さんと同様に撮像することができます（このため、条件付きMRI対応カードは発行されません）。

ただし、ごくまれに、記録されているデータが消去されることがあるため、MRI前には、可能であれば一度データを出力しておくことが推奨されています。

「平均して２年程度」というのは、不整脈の記録の頻度によります。ILRは、リモコンがついており、動悸、気分不快、失神などの症状を感じたときにボタンを押すことで、その前後の心電図を数分間にわたり記録することができます。不整脈を検知した場合も、その波形を一定時間記録します。

さらに、遠隔モニタリング（p.132）により、記録した波形をかかりつけの施設に送信します。

［据え置きタイプ］

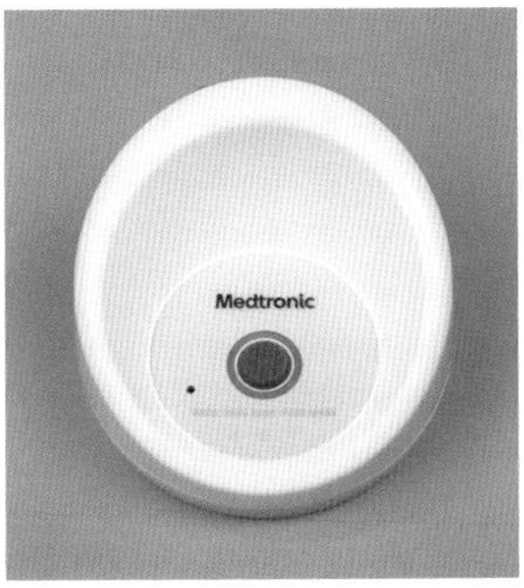

メドトロニックのILRは、
自動送信用の据え置きの
通信器を自宅に置き、
症状が出た場合の記録用
リモコンを持ち歩きます。

※携帯電話のタイプもありますが、
レンタルは行っていないため、
自分の携帯電話（iphone）を
適切なバージョンにアップデートして用いる必要があります。

［据え置きタイプ］

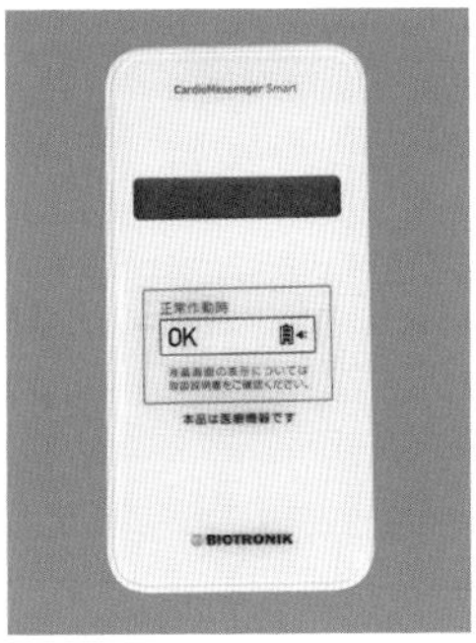

バイオトロニックも
左と同じパターンです。

※バイオトロニックは携帯電話での管理は行っていません。

ところが

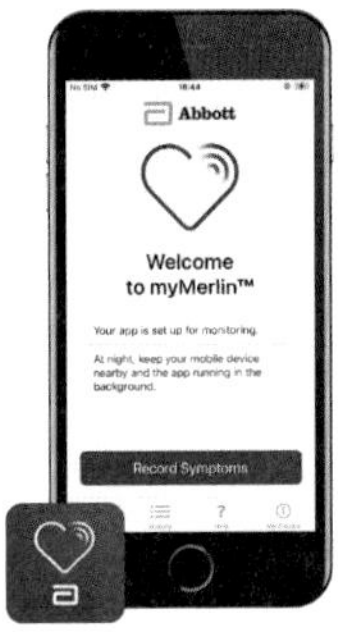

アボットは携帯のアプリで
管理します。自分の携帯でも可能、
メーカーからのレンタル携帯でも
可能で、症状が出たらアプリの
「症状を記録する」を押すと
送信されます。

機器の特徴だけでなく
「遠隔モニタリングでの管理のしやすさ」で、
デバイスメーカーを選ぶこともあります。

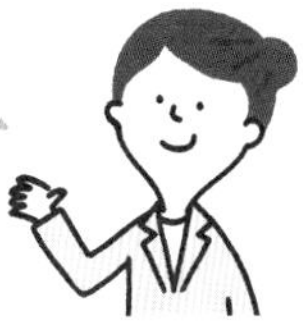

このため、症状や不整脈の出現状況によって個々の症例で電池消耗の程度が異なります。

私の経験では、長いケースでは３年以上経過しており、
最も短かったのは１年11か月でした。
短かったケースでは、心房細動の検出が頻回でした。

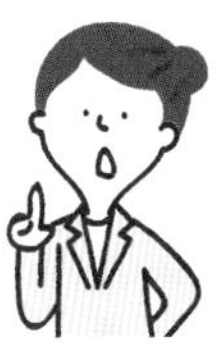

ILRは電池がなくなったら抜去します。

注意しなければならないのは、電池が完全になくなると、デバイスチェック時に記録を出力することができなくなるため、電池残量が０になる前に、すべてのデータを出力できるよう外来日程や、遠隔モニタリングのデータ送信日を調整する必要があります。

2 着用型自動除細動器 (wearable cardioverter defibrillator：WCD)

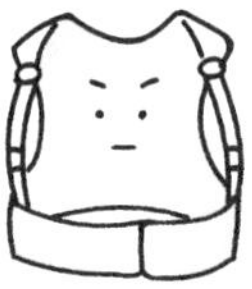

えっ？　除細動器って着られるの？　と思った人も多いのではないのでしょうか。体外式除細動器とICDしか知らなかった私も、はじめて聞いたときは、とても衝撃を受けました。

“除細動器を着る”とは、どういうことなのでしょうか。

実物を見てみましょう。ベストの形状になっており、内部に心電図を計測する心電図電極と、ショックを行う除細動電極が組み込まれています。

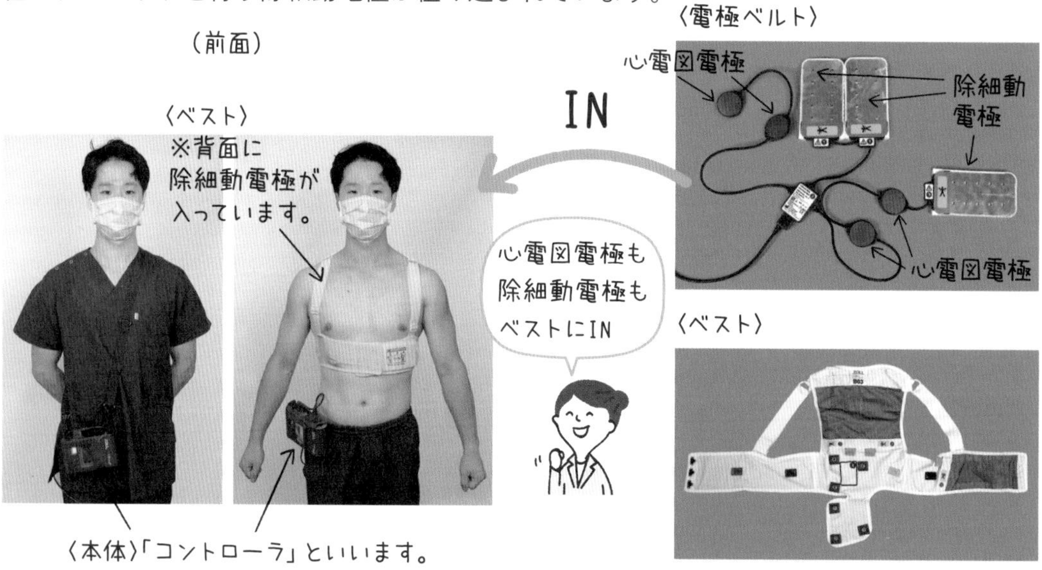

心電図電極も、除細動電極も、皮膚に直接当たっていなければ意味がありません。そのため、下着を着用せずに、直接このベストを着て生活します。

WCDの組み立てと着用方法について

本ページに掲載しているQRコードを読み取ると、WEB上で動画を視聴できます。

動画①
WCDの組み立て

動画②
WCDの着用方法

右記からもアクセスが可能です。　https://www.shorinsha.co.jp/news/n103720.html

- 動画の配信には、WEBツール「Vimeo」を利用しています。ご利用の機器や通信環境等により、動画が視聴できない場合があります。詳細はVimeoのWEBサイト（https://vimeo.com/）で「視聴・閲覧・アプリのシステム条件」をご確認ください。
- 動画視聴期限は、最終版の発行から5年間を予定しています。なお、予期しない事情により配信を終了する場合があります。
- 資料および動画配信ページのURLの転送、リンク先動画の翻訳、複写、改変、二次使用、再配布は固く禁じます。
- インターネット通信料はお客様のご負担になります。動画のご利用状況によりパケット通信料が高額になる場合があります。

※QRコードは（株）デンソーウェーブの登録商標です。

もちろん、ベストを着るだけでは、機能しません。「コントローラ」と呼ばれる本体にベストのコードを接続し、心電図計測とショック作動を行います。不整脈が出るタイミングは予測できないため、原則として入浴時以外は24時間装着してもらいます。コントローラは重いため、肩掛けにできる付属品がついており、常に持ち運びできるようになっています。

バッテリで動くため、患者さんには予備バッテリも併せて２つ貸し出されます。１日１回交換すること、使用していないほうのバッテリは常に充電しておくことを指導します。

〈コントローラ〉

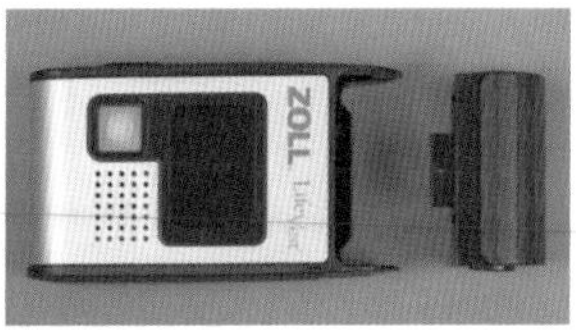

〈バッテリ〉

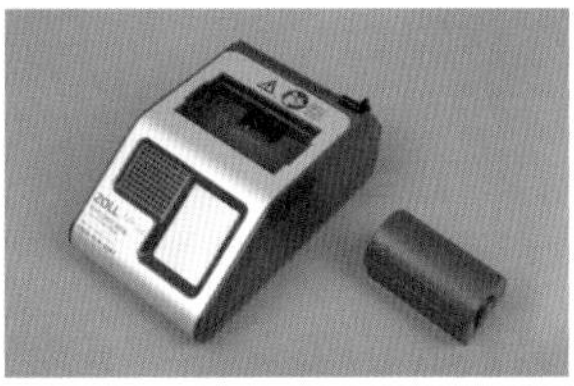

WCDは、一生使用できるものではなく、**保険適用は３か月間**です。心室頻拍、心室細動と診断されてから、ICD植込みまでの間に橋渡しとして使用されることが多く、WCDを装着している３か月の間に、経静脈的ICDか、S-ICD、ICD植え込み以外の方法をとるのかを決定する必要があります。

WCDも、TV-ICDや、S-ICDと同じように、ZONEの設定をします。

心室頻拍（VT）と心室細動（VF）の２つに分けて設定することができます。

初期設定は、VTで150bpm、VFで200bpmですが、WCDを装着する理由となった心室性不整脈の心拍数を基に、医師が決定します。

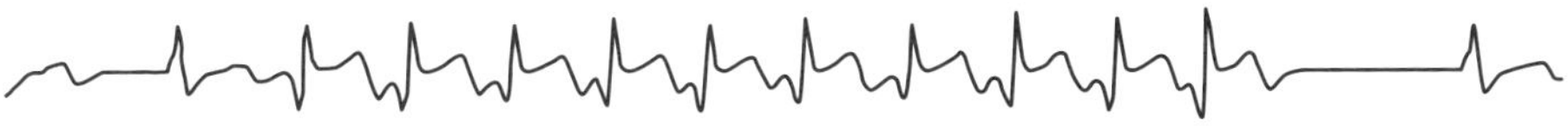

150台の心室頻拍の場合は…

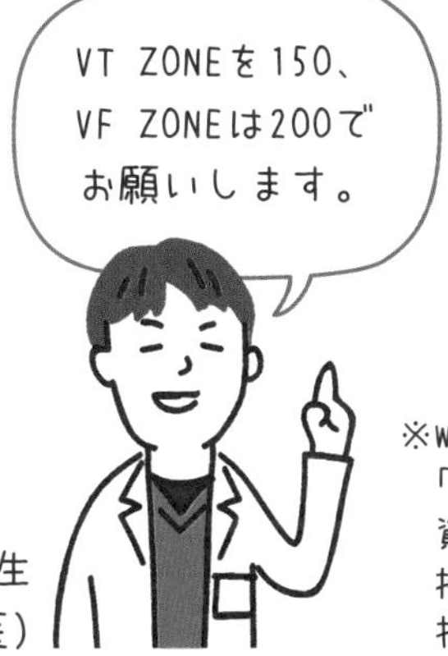

林 英守先生
（WCD処方医）

※WCDには
「処方医」という
資格があり、
持っていないと
指示を出せません。

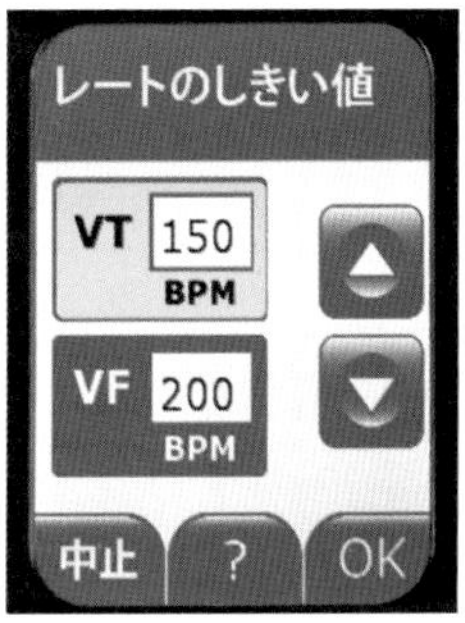

こんなふうに設定します。

WCDにも課題があります。それは、S-ICDと同じ「誤作動」です。

WCDが心室性不整脈を検出した場合、大きなアラーム音とともに、「ショックを行います」というアナウンスが入ります。しかし、その検知が、筋電位の混入の場合もあり、その場合は不要なショックが行われてしまうことになります。

このような状況にならないように、「応答時間」というものが設定されています。

WCDは、**検出した心室性不整脈が偽物であった場合に、ショック作動を行わないように止めることができます**。もし、本物の心室細動や、脈の触れない心室頻拍(pulseless VT)であれば、検出とほぼ同時に意識を失います。逆にいえば、筋電位などのノイズの場合は、意識清明です。

このため、アラームとショック作動のアナウンスがあった場合、意識があれば、ショック作動を止めるボタンを自分で押してもらい、不要なショックを回避できるよう指導しています。このため、原則として「ボタンを押す」ことができる方が適応になります。

応答時間の初期設定は、VTで60秒、VFで25秒です。こちらも、患者さんのADLに合わせて時間を調整します。

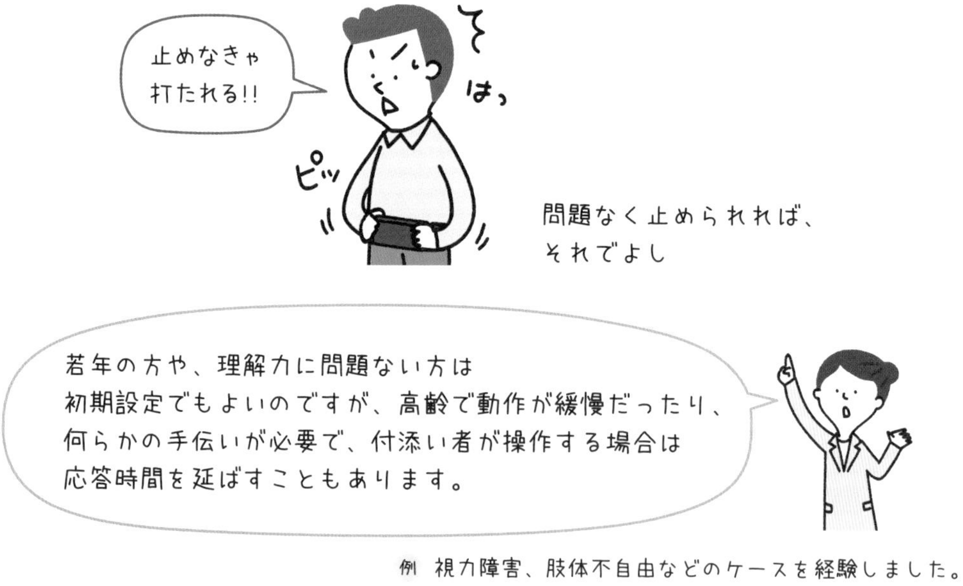

WCDも遠隔モニタリングを行うことができ、心室性不整脈が検出されたか、ショック作動があったか、1日のうち何時間装着できたかをみることができます。必要に応じて患者さんへ連絡し、体調確認や、装着時間を長くできるよう相談に乗っています。

第6章

心臓デバイス装着患者の看護

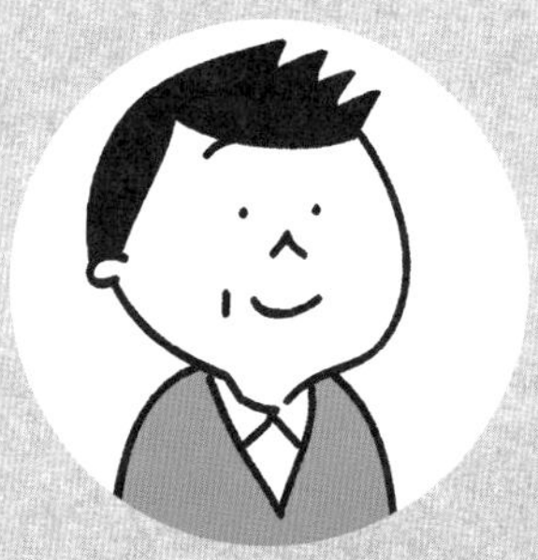
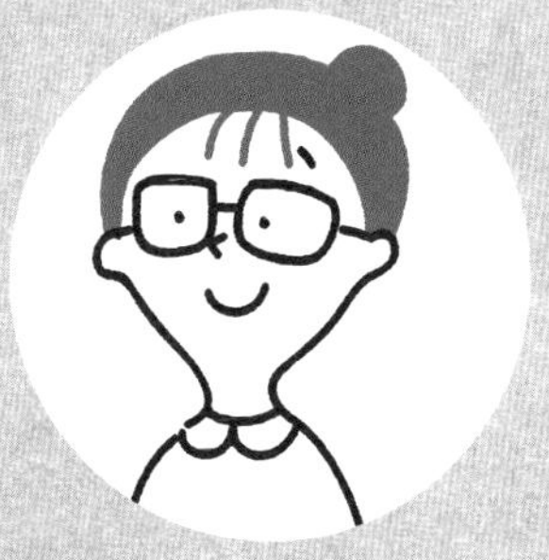

私たち看護師がデバイスの勉強をする目的は、
患者さんの看護に活かすことです。
ここまでは、それぞれのデバイスの特性に関して
学んできました。では、明日の看護に活かせるよう
デバイス植込み前後の看護を
経時的に追ってみましょう。

1 植込み前の外来にて

不整脈外来は、主に徐脈、頻脈、失神などの症状がある患者さんが大勢受診します。それぞれの心臓デバイスの適応とされた患者さんにはどのような看護が必要でしょうか。

まずは、十分なインフォームドコンセントがなされているかを確認しましょう。

高齢化に伴い、心疾患患者は急増しており、循環器内科外来は多忙をきわめています。その中で、十分なインフォームドコンセントを行うことは容易ではありません。また、患者さんやキーパーソンも高齢である場合、説明を受けても理解が難しいことがあります。注意が必要なのは、除細動機能付きのデバイスを植え込む患者さんです。運転や就労に制限があるため、後々トラブルに発展しないよう、インフォームドコンセントの後に確認しておく必要があります。医師に聞き忘れてしまったこと、理解が不十分な点はないかなどを、入院の説明の際にもう一度聞いてみるといいでしょう。

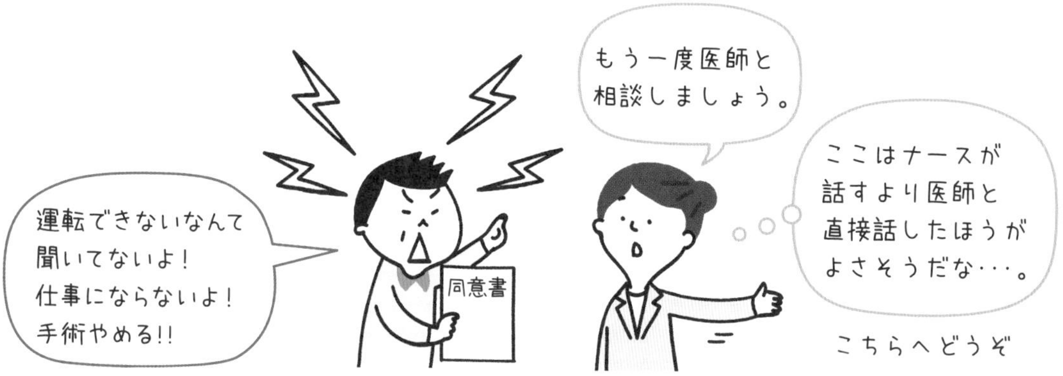

もう１つ大事なことは、「症状が悪化した場合は、入院日を待たずに受診する」ことです。不整脈はいつ出現できるか予想できず、入院日までに状態が悪化する可能性もあります。

患者さんは、「手術日が決まっているから」と、がまんをしてしまうことがあります。看護師から、症状が悪化した場合は必ず病院へ連絡するように説明しましょう。

2 植込み前の病棟にて

患者さんが入院したら、病歴聴取や病棟オリエンテーションを行います。大事なことは、可能な限り早くモニターを装着し、24時間確実に監視できるようにすること、病棟を離れる際は、必ず看護師に声をかけてもらい、スタッフの誰かが付き添うことです。不整脈が出るタイミングは、誰にも予測できません。失神や、致死性不整脈の既往がある患者さんでは特に注意して、症状の変化がないか確認しましょう。

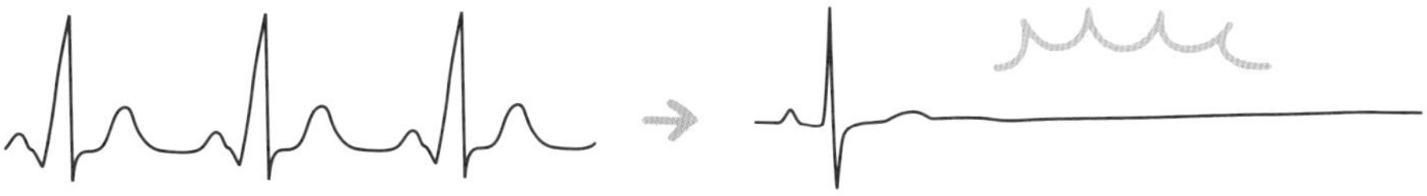

入院直後は洞調律でも…　　いきなり洞停止になることも。

手術前日には、手術室の担当看護師がオリエンテーションに来棟します。外来で、医師より手術に関するインフォームドコンセントは済んでいますが、看護師の話は視点が違います。医師からは、手術の方法・時間・合併症などが、看護師からは入室～術中～退室までの状況と流れを説明されます。手術に関することが明確になってくると、不安が大きくなる患者さんもいます。患者さんが、どのような説明を受けたか知ることもとても大事です。可能であれば同席しましょう。

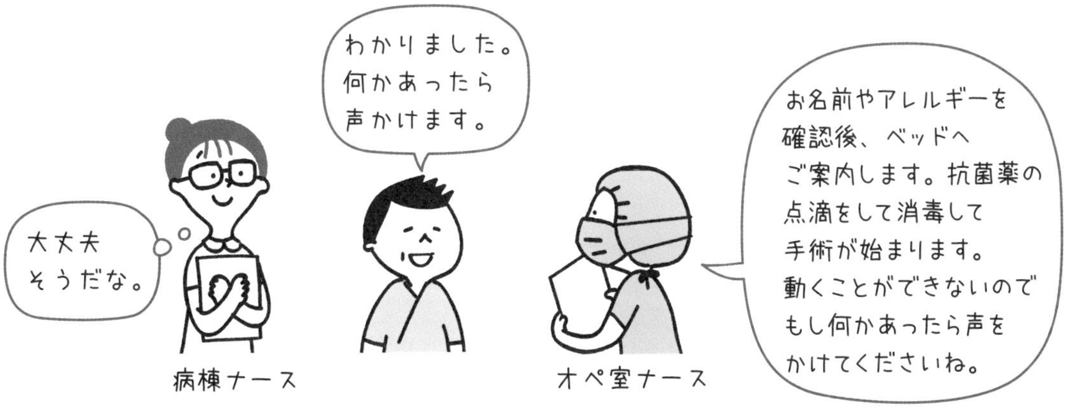

3 手術室にて

心臓デバイスの植込み術は、「局所麻酔」で行われるため、一見、簡易的に思いがちです。しかし、実際は、精神的にも、身体的にも、とても負担の大きな手術です。

近年、手術台や透視装置の発達により、以前のように硬い透視台に薄めのパッドを敷いて手術をする施設は少なくなりました。今は、ある程度厚みのあるパッドの使用や、患者さんの入室前に、温風で温めておける装置（ベアーハガーなど）を使用して、術中の体勢の辛さや寒さに対しても対策できるようになりました。

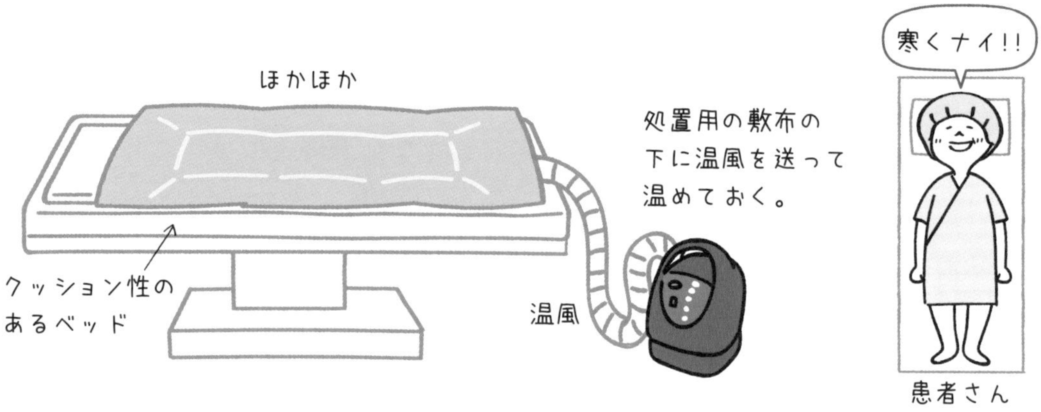

それでも、手術に伴う苦痛は少なくありません。

心臓デバイスの怖い合併症の１つが「感染」です。感染を起こしてしまうと、全身状態が悪くなるばかりか、せっかく植え込んだジェネレータを取り出さなければなりません。感染を予防するためには、術野の清潔を保持する必要があります。このため、ジェネレータ植込み部位以外の顔から上半身までが清潔なドレープで覆われます。患者さんが動いてしまうと、清潔野に触れてしまう可能性があるので、患者さんは身動きができなくなります。視界が奪われた状態で、動くこともできない状況を想像してみましょう。とても怖いと思います。

PMI＝ペースメーカ植込み術

～シンプルに図解＆シンプルに理解～

〈手術直前のイメージ〉

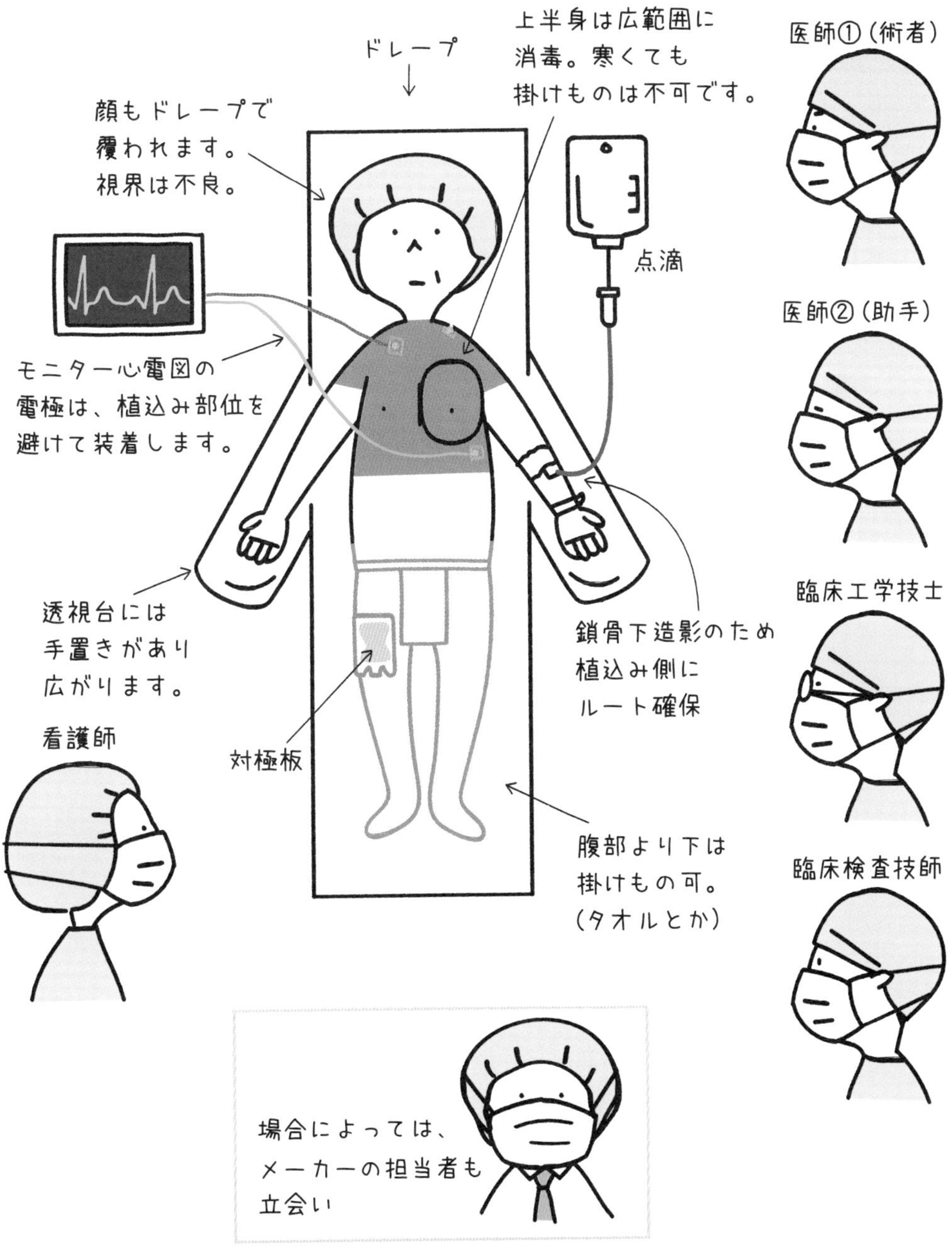

〈手術の手順〉

① 術野を広範囲に消毒

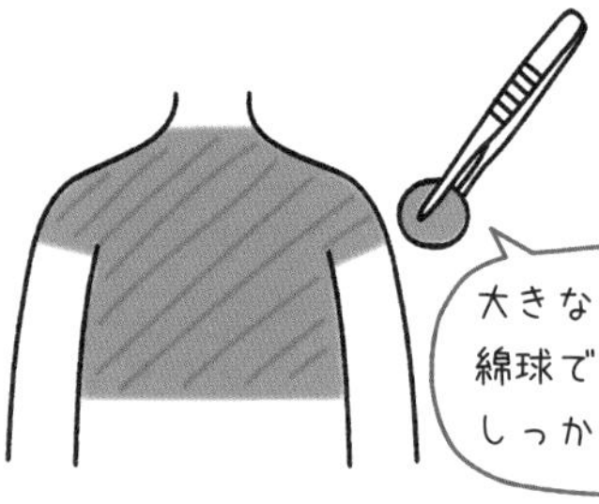

大きなイソジン®
綿球で前胸部を
しっかりと消毒!!

② ドレープをかけて、滅菌ドレープを貼る

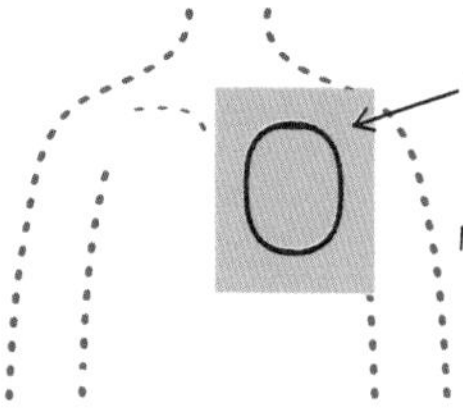

滅菌ドレープ
（シール
みたいに貼れる）

ドレープ
（頭から、上半身
全部を覆う）

③ 局所麻酔をかけて、皮膚を切開

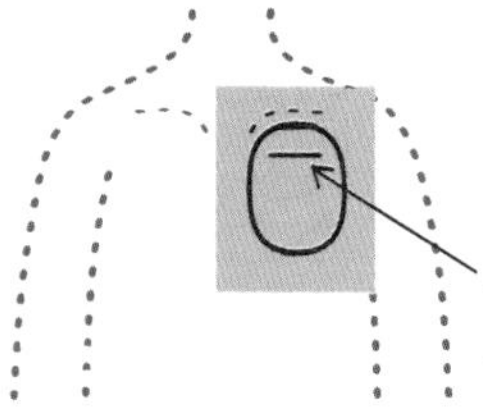

局所麻酔は
1％塩酸プロカイン
が多い。

メスで、鎖骨の
2～3cm下を
5cmぐらい切る。

④ 皮下ポケットをつくる

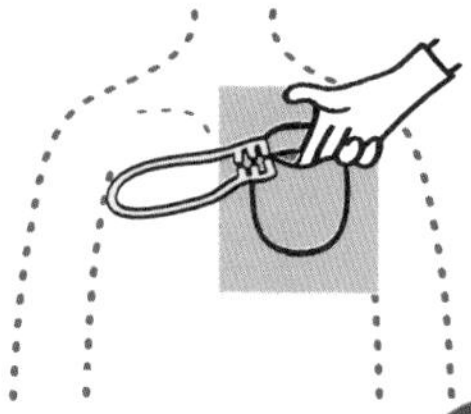

「筋鈎」という器具で
引っぱりながら、
電気メスで創を
切開し、指で創を
広げていく。

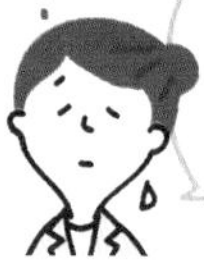

患者さんは、
このときが一番
「嫌な感じ」だ
そうです。

⑤ リード挿入

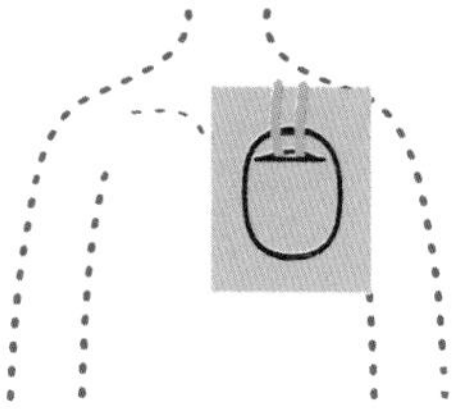

静脈を切開して
入れる方法と、
静脈を穿刺して
挿入する方法が
ある。

⑥ リードを固定

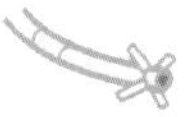

タインドリードは
右心耳、心尖部に
引っかけて固定

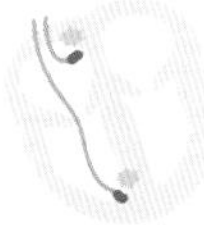

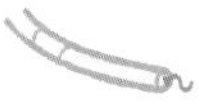

スクリューインリードは
心房中隔・心室中隔に
ねじこんで固定

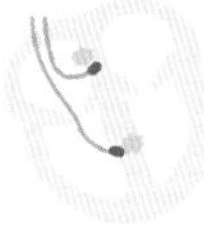

最近は
ほとんどこちら。

⑦ ジェネレータ接続

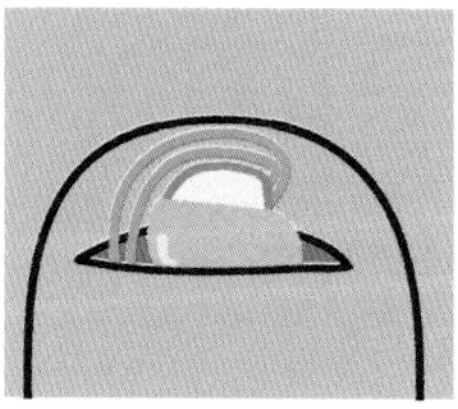

ジェネレータに
リードを接続し
ポケットにin。
その後、生理食塩水で
きれいにポケット内を
洗浄する。

⑧ 閉創

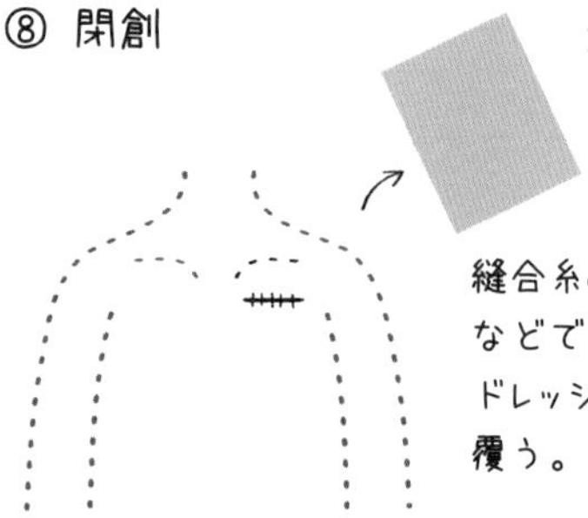

滅菌ドレープを
外す

縫合糸orボンド
などで創を閉じ、
ドレッシング材で
覆う。

そして、手術ですから、ドレープの下は裸に近い状態です。心臓カテーテル室は、機械を冷やしておかなければならないため、部屋自体がとても寒いです。手術台を温めておいても、寒さを感じることがあります。さらに、医師のほか、臨床工学技士、臨床検査技師、看護師、場合によってはメーカー担当者も立ち会うため、大勢の中で患者さんだけが衣服をほとんど身につけておらず、羞恥心も大きいです。寒さ、羞恥心両方への配慮として、清潔野に影響しない部位にはしっかり掛けものをする、入室から消毒までは、可能な限り同性が少人数で対応するなど、医療者サイドで配慮できることもたくさんあります。看護師は患者さんに一番近い立場なので、看護師から発信できるとよいと思います。

では、直接的な看護のポイントに関して説明します。

❶ 造影剤アレルギーがないか確認する

心臓不整脈デバイスの植込み術に、造影剤を使うイメージはあまりないですが、リードを入れる際に、血管の走行を確認するための造影を行います（※そのため、リード挿入を行わないジェネレータ交換術では、手術の全行程を通して造影は行いません）。

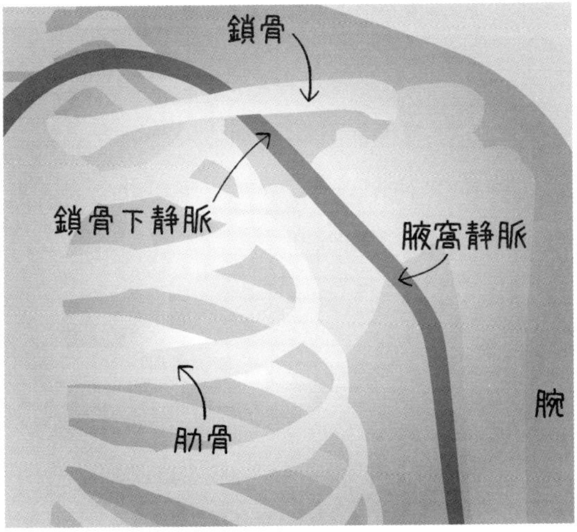

こんな感じで映し出されます。
植込み側から留置した点滴ルートから
造影剤を入れます。

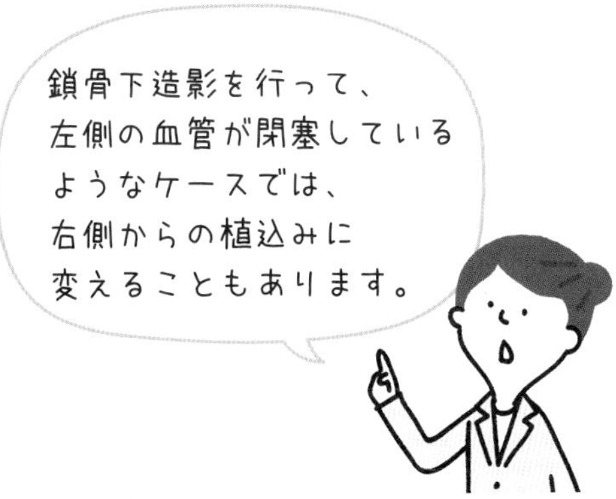

※あくまでイメージです。実際のX線画像では、もっと複雑に血管が走っています。

造影剤によるアレルギーはアナフィラキシーショックを起こす可能性が高いため、同意書が取得されていること、造影剤の使用歴とそのときのアレルギーの有無は必ず確認しておきます。過去にアレルギーがないケースでも、造影剤投与後は安心せずにアレルギーの徴候を観察します。

❷ 血管が適切に確保されているか確認する

輸液、抗菌薬、造影剤投与のために手術前に病棟で血管確保をします。基本的には植込み側の血管から造影剤を注入するため、ジェネレータ植込み予定側に入っているかを入室時に確認します。造影剤は、一度に注入できないと鮮明な画像が得られないため、20Gより太い留置針が選択されます。入室時は、刺入部や点滴の滴下状況を確認し、血管外漏出がないことを必ず確認しておきましょう。

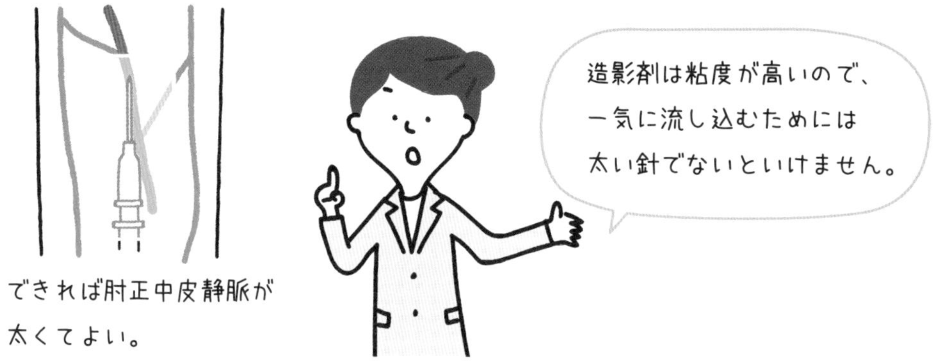

❸ 体位を整える

患者さんは手術中に動くことができないため、一番楽で手術に適した体位を取ることが大事です。腰痛や、円背のある方では、植込みに要する1時間から1時間半程度の時間もとても辛く、手術中に動いてしまう可能性が高くなるため、手術前に安楽な体位に整えておく必要があります。

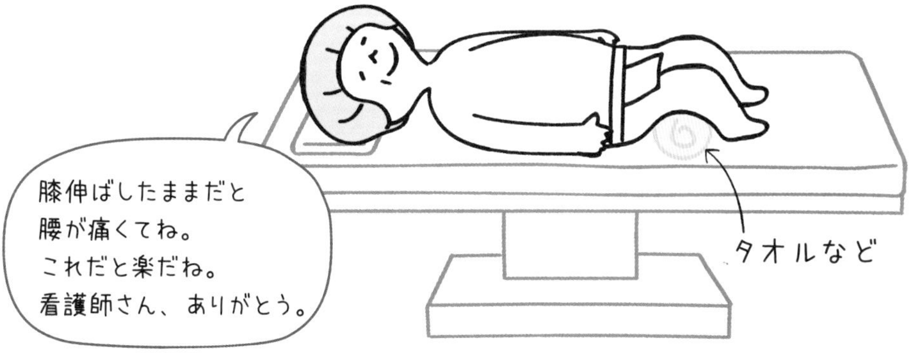

❹ 対極板を貼る

手術には、電気メスを使うため、対極板を貼ります。血行がよく、筋肉が多い部位で、なるべく手術部位に近く皮膚が平らなところを選んで貼りましょう。このとき、皮膚トラブルがある部位や、瘢痕治癒している部位は避けます。

術前訪問の際に、対極板を貼るのに邪魔になりそうな体毛がないか観察し、必要であれば、出棟前に除毛をするよう病棟と連携しておきます。

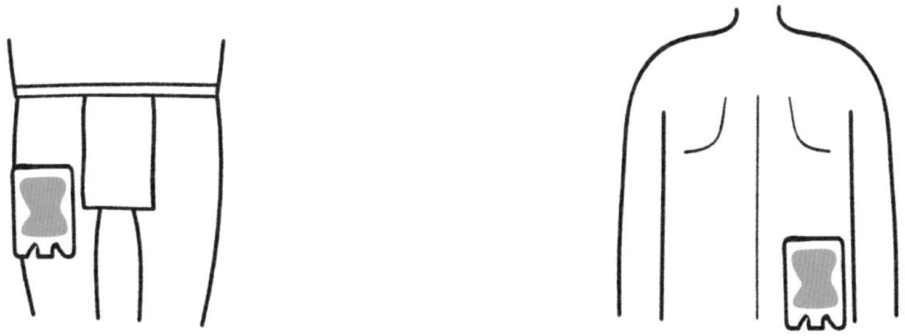

大腿部や、腰の右側（植込み部の反対）がよいでしょう。

❺ 消毒、ドレーピング後は何かあれば声かけするよう説明する

ペースメーカの手術で大事なことは、清潔操作の徹底です。消毒、ドレーピングをした後は、術野はもちろん、基本的には患者さんに触れることができません。ドレーピング後は、視界が奪われ、患者さんの不安が強くなりますが、ここで動いてしまうと、清潔が損なわれる可能性があります。苦痛や希望があれば、看護師に声をかけるよう説明します。

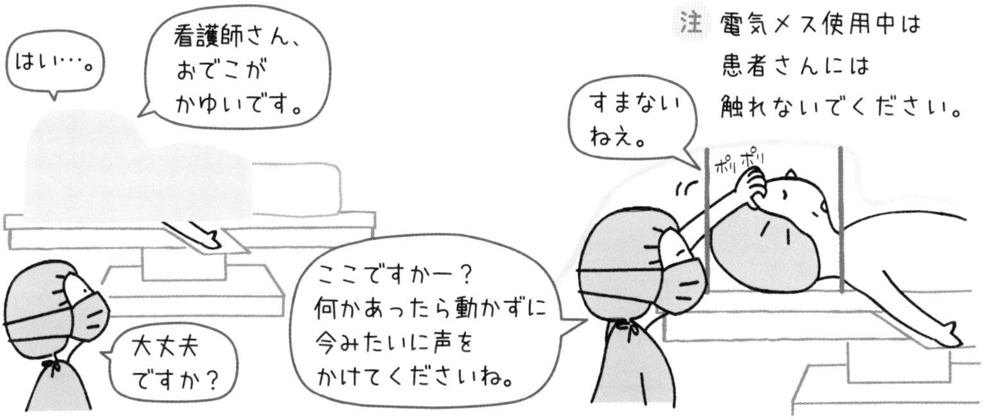

❻ 手術中の声かけ

前述のとおり、手術中は、患者さんは視界を奪われ、体動もできなくなります。不安や苦痛をなるべくがまんさせないよう、ときどき、ドレーピングの下から、顔色の観察、変わりがないか声かけをして確認します。

❼ 手術終了後の状態の観察

無事に、植込み術が終了したら、帰室の準備をします。まず、対極板を外します。植え込み部位に熱傷などの皮膚トラブルが起こっていないかを確認し、異常があればその場で医師に診察を依頼し、処置を行います。

ほとんどの場合、体が冷えているので、清潔野を解除した後は、すぐに保温に努めます。術野は、広い範囲で消毒を行いますが、消毒薬（イソジン）が残っていると皮膚トラブルの原因となるため、清拭して病棟に戻りますが、体を冷やさないよう、露出を必要最小限にして行います。

造影剤のアレルギーは、時間をおいて出てくるものもあるため、皮膚の発赤や発疹、悪心や嘔吐にも注意します。このほか、合併症である皮下気腫の有無も、このときに確認し、病棟の看護師に申し送りします。

皮下気腫とは…

カテーテル操作時などに
肺を傷つけてしまうことで、
肺内の空気が皮下に
漏れて起こる合併症。
軽症では数日で吸収される。
重症では頸部まで広がり
気道を圧迫するため、
早期発見が重要！

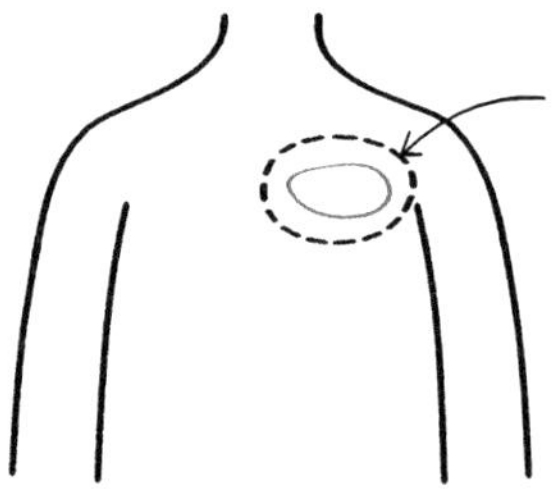

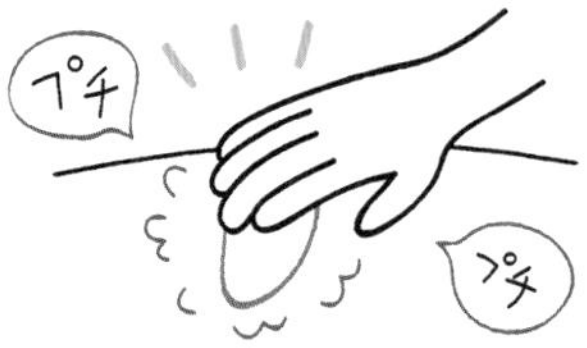

4 植込み後の病棟にて

無事に手術が終了しても、「これで安心」ではありません。患者さんはそこから一生、デバイスと付き合っていかなければならないのです。デバイスを「植え込んで安心」といえるのは、プロフェッショナルによる万全のサポートがあってこそです。十分な知識をもって看護しましょう。

❶ まずは、ねぎらいの言葉をかける

経験上、デバイス植込み後に患者さんと話すと、以下のような苦痛の表出が多かったです。

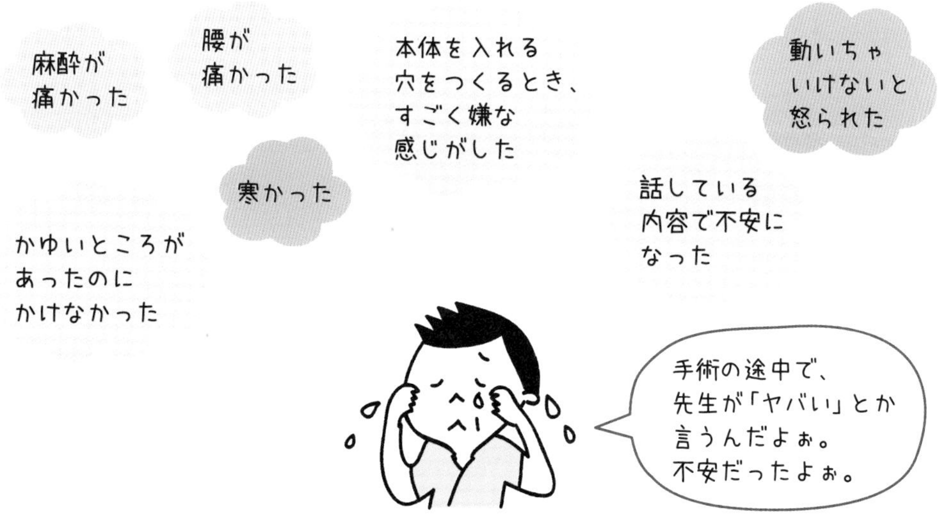

たくさんの苦痛を乗り越えて患者さんは病室に戻ってきます。まずは声をかけてねぎらい、不安や苦痛を表出しやすい環境をつくりながら、モニター装着やバイタルサインの測定を行いましょう。

患者さんの身体的な状況に目が行きがちですが、精神面でのフォローは術後の精神状況を大きく左右します。看護師から声かけをし、安心できるようにサポートしましょう。

❷ 合併症の観察と予防をする

感染

デバイス植込み術の合併症で最も気をつけるべきは、「感染」です。デバイスを挿入した部位に感染を起こしてしまうと、ジェネレータを取り出さなければならないだけでなく、リードを介して血管内に細菌が侵入し、敗血症を引き起こすことがあります。

感染予防のため、手術前には必ず抗菌薬の点滴を行います。投与量、時間を守り、確実に投与できるようにしましょう。

術後の体の保清も大事です。術後から傷は防水機能をもったテープで覆われているので、全身状態に問題がなければ、早い段階でシャワーが可能になります。シャワーができない方の場合は、保清の介助を行って、清潔の保持に努めましょう。

巡回時は、植込み部位の感染徴候がないかを必ず確認しましょう。感染を起こすと写真のように熱感と痛みを伴う発赤と腫脹が出てきます。

このような徴候がみられたら、すぐに医師へ報告し対応を依頼しましょう。

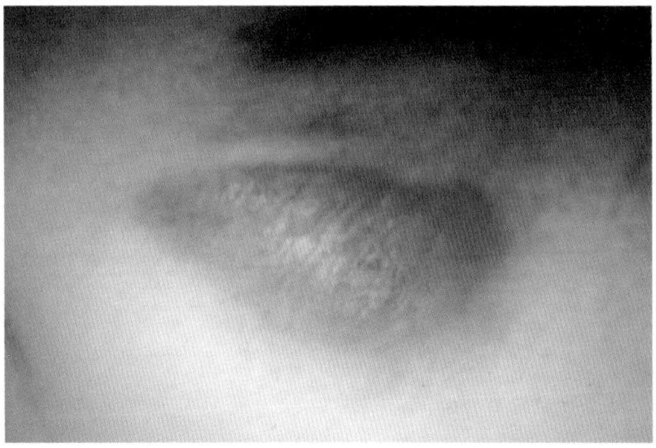

気胸・血胸・心タンポナーデ

次に、リード挿入に伴う合併症の気胸・血胸・心タンポナーデについてお話しします。

心臓周囲の血管と、肺は隣り合わせているため、リード操作時に肺を傷つけてしまうと、気胸や血胸を起こす可能性があります。気胸では、リード挿入側の胸の痛みや呼吸困難感が出て、SpO_2の低下もみられることがあります。血胸の場合も、血管が傷ついているので、痛みが出ます。出血量が増えるにしたがって、動悸や頻脈、チアノーゼなどの症状が出てきます。

〈気胸〉

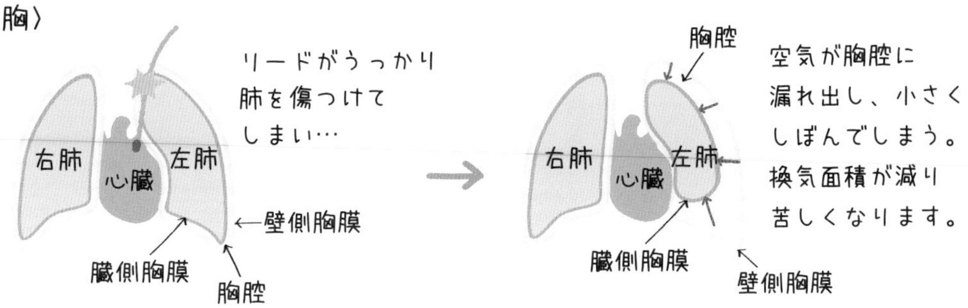

〈血胸〉

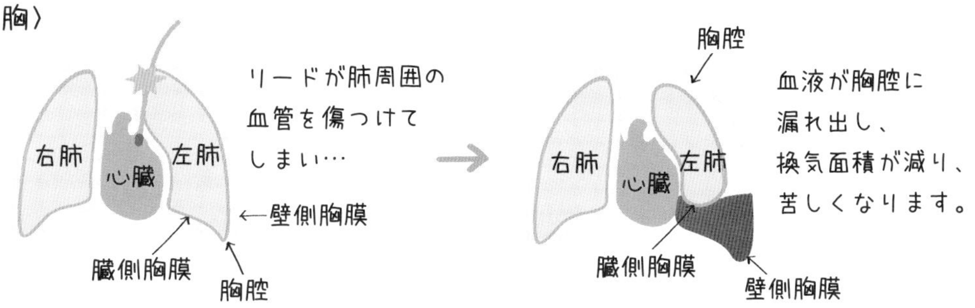

気胸、血胸は、どちらも重症になると、呼吸できる面積が減るため、状況によっては胸腔ドレナージを行って肺を拡張させます。必要に応じて酸素投与も行います。損傷部位が小さいと、術後しばらく経ってから症状が出現することがあるため、胸痛、SpO_2の低下、呼吸困難感に注意して観察するとともに、術後の胸部X線を確認しておきましょう。

リード挿入時に心筋を貫いてしまう（穿孔）と、心房や心室の血液が心膜内に流れ込んでたまってしまい、心タンポナーデを起こします。脈拍が早くなる、血圧が下がる、心電図でQRS波が小さくなるなどの徴候が出てきたら、すぐに医師へ報告します。デバイス植込み後にこのような徴候があれば、医師は心タンポナーデの可能性を考え、心エコーを行います。エコーフリースペースと呼ばれる心嚢液の貯留が確認されれば、診断がつきます。この場合はすぐに心嚢穿刺を行い、タンポナーデを解除する必要があります。

〈心タンポナーデ〉

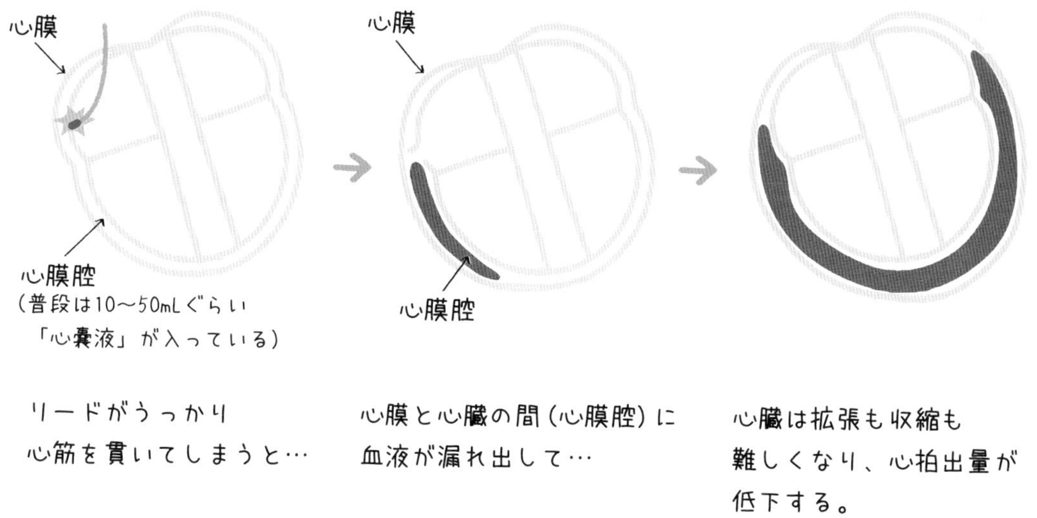

リードの逸脱

看護師が予防に力を発揮できる合併症の１つに、リードの逸脱（植え込んだ部位から外れる）があります。p.11にリードの種類がありますが、現在はほとんどのケースでスクリューインリードが使用されており、逸脱のリスクは低くなっていますが、ゼロではありません。術直後の無理な上肢の可動を避けることが大事です。

以前は、術後72時間程度、患側上肢を弾性包帯で固定していましたが、現在は早い段階で固定が解除されます。肘を肩より上に上げる、重いものを持つなど患側上肢に負荷をかける動作を避けるよう、適宜伝えましょう。片方の腕を思うように使えないという状況は、思いのほか困ることが多いです。看護師から声をかけ、無理なく術後の生活を送れるようにしましょう。

急性腎不全

術後は、尿量にも注意します。なぜでしょう。リードを挿入する際に、鎖骨下静脈を造影します。造影剤は、腎臓の血管を収縮させ、腎血流量を減らすだけでなく、尿細管に対する毒性をもっているといわれています。ペースメーカ植込み術での造影剤使用量は少ないので、造影剤投与による急性腎不全（造影剤腎症）を起こす可能性は低いのですが、腎機能の悪い患者さんでは注意が必要です。尿量が維持されているかを確認し、少なければ、尿比重を測定し、医師へ報告しましょう。

❸ ペースメーカ不全にも気をつけよう

ペースメーカは精密機器であり、植え込んだからといって100％安全に機能するわけではありません。心臓の状態によっては、ペーシングやセンシングに異常をきたすことがあり、ペーシング不全（ペーシングフェラー）、センシング不全（センシングフェラー）があります。

① ペーシング不全（ペーシングフェラー）

ペーシング波（スパイク波）が出ているのに、続くP波やQRS波が出ない状態です。原因は、ペーシングする出力が足りない場合や、心筋がペーシング刺激に反応できる閾値が高くなってしまうことです。

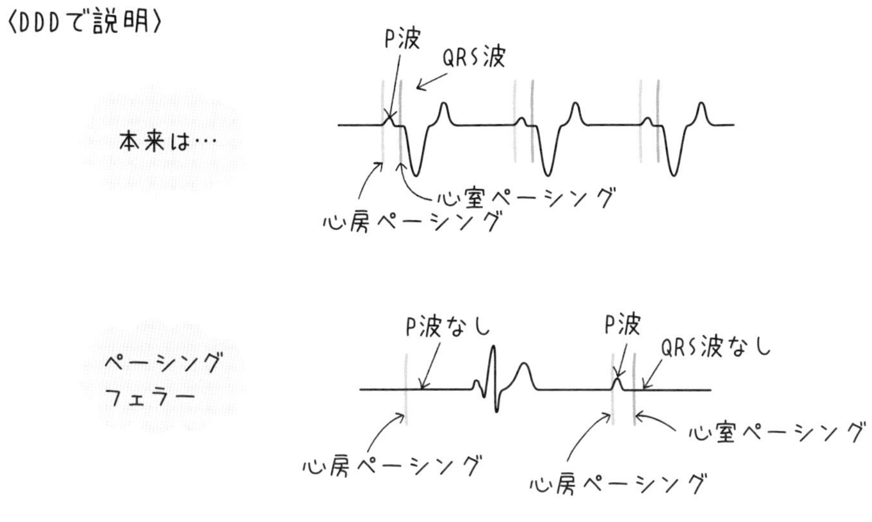

対処法は、ペーシングの出力を上げることです。出力を上げることで、ペーシング刺激が強くなり、心筋が反応できるようになります。

センシング不全（センシングフェラー）

❶アンダーセンシング

自己の刺激を感知できず、刺激が出ていないものとして、ペーシングをしてしまう状態です。この場合、自己の刺激による収縮と、ペーシングによる収縮の両方が行われるので、必要以上に頻拍になることがあります。

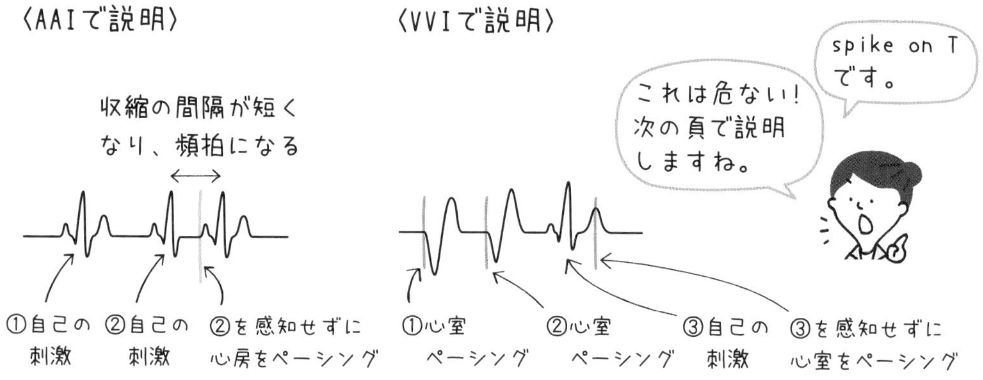

対処法は、センシングの感度を上げることです。

❷オーバーセンシング

QRS波以外の筋電図や、T波を過剰に感知して、自己の刺激が出たものとして、ペーシングを抑制してしまう状態です。本来、ペーシングをするべきタイミングで抑制されてしまうため、必要以上に徐拍になります。

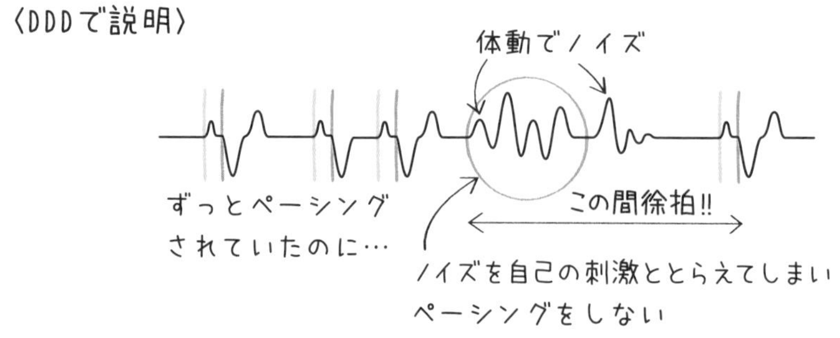

対処法は、センシングの感度を下げることです。

　センシング不全で危険なのは、アンダーセンシングです。自己心拍を感知せず、設定されたタイミングでペーシングを続けていると、心室の興奮の回復（T波）のタイミングで、ペーシングが入ってしまい、spike on Tという現象が起こり、心室頻拍や心室細動を引き起こす可能性があります。

　「spike on T」とは何でしょうか。心電図で心室性期外収縮（PVC）を学ぶとき、「R on T」という状態を耳にすると思いますが、これとほぼ同じです。T波は、心臓が興奮から回復する段階を表します。このとき、心筋の細胞は、いっせいにではなく、バラバラに回復するため、電気活動としては不安定な状態なのです。そこに、心室を興奮させるような大きな波（R波）や、ペーシングスパイクが入ってしまうと、心室の心筋細胞が無秩序に興奮してしまい、結果として、心室頻拍（VT）や心室細動（Vf）を起こしてしまいます。

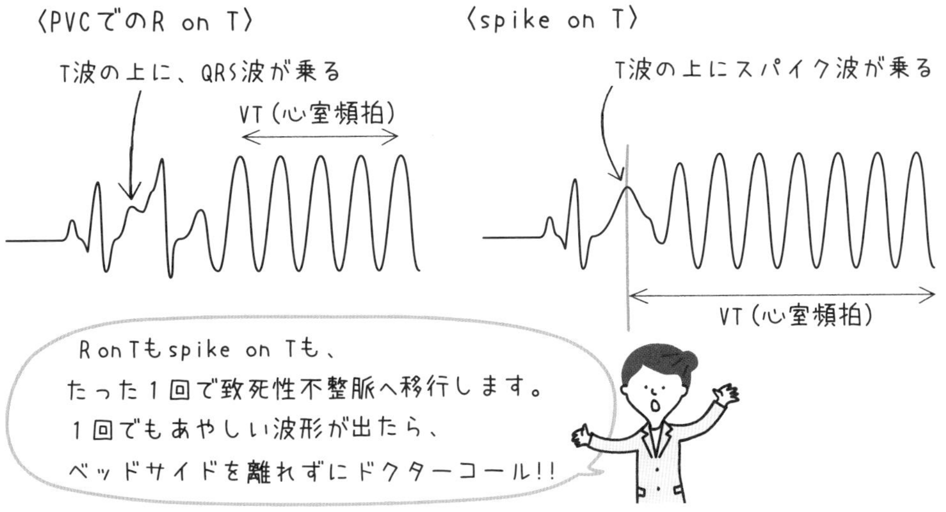

役立つ豆知識　横隔膜刺激（Twitching《トゥイッチング》）

　ペーシング電極の位置と、横隔神経の位置が近いと、ペーシングで横隔神経が刺激されてしまい、しゃっくりのような症状が出ることがあります。これをTwitching（トゥイッチング）といいますが、患者さんにとっては苦痛の大きいものです。植込み時に、Twitchingがないかを確認していますが、ペーシングする際の出力（刺激の強さ）が高くなったり、体位を変えることで出現することがあります。主な対応は、ペーシングの出力を調整することです。じつは、「ペースメーカを入れたのだから、このぐらいはがまんしなきゃ」と思っている患者さんが少なくないのです。Twitchingがあるまま生活するのはとてもつらいです。しゃっくりのような症状はないか、確認しましょう。

ペースメーカ起因性頻拍（pacemaker mediated tachycardia：PMT）

心室から心房へ、逆行性の伝導路をもっている場合に起こります。心室から心房へ伝わった刺激で心房が興奮し、その興奮を心室に伝えて心室が興奮し、心室から心房へまた逆行性に刺激が伝わり……を繰り返し、頻拍をきたした状態を指します。

対処法は、PVARP(p.50) を長くして、心室の興奮の後、心房が興奮できる間隔を延ばし、心室の興奮が逆行性に伝わっても、心房が興奮できないようにすることです。

ペースメーカ症候群

厳密には、ペースメーカ不全ではないのですが、ペースメーカによって引き起こされる、好ましくない症状をペースメーカ症候群といいます。

心房の自己の収縮と、心室のペーシングによる収縮がぶつかった場合、心房にたまった血液は心室へ流れることができず、静脈系に逆流します。そうなると、頸静脈や肺静脈がうっ滞し、循環動態が変化するため、血圧の変動や動悸、めまいなどの症状を起こします。

対処法は、心房と心室の収縮が重ならないよう、心房ペーシングのみにするか、DDDモードではPVARPを設定し直すことです。

ペースメーカ不全は、24時間ベッドサイドにいる看護師が、異常波形に気づいて発見されることが多いです。正常な波形と、異常な波形をきちんと理解し、ペースメーカ不全を早期に発見することで、患者さんを守ることができます。

レベルアップ

ペースメーカ装着の患者さんが急変したら…？

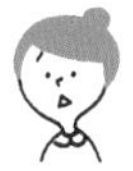

一次救命処置（BLS）の方法は変わりません。C(胸骨圧迫)→A(気道確保)→B(人工呼吸）の順に行います。しかし、心室頻拍（VT）や心室細動（Vf）で自動体外式除細動器(AED）や除細動器（DC）を使う場合は、注意が必要です。ペースメーカの真上から当てると、機器が壊れてしまう可能性があるため、ペースメーカの上を避けてショックを行います。

基本的には、ペースメーカは左側胸部に植え込まれることが多いのですが、まれに右に植え込まれる患者さんもいるため、注意しましょう。

④ 退院指導

退院指導では、日常生活においての注意事項全般を説明します。

感染予防

感染を防ぐために一番重要なのは、創部の管理です。入院の短期化により、経過が順調であれば、術後３～４日で退院することも増えてきました。創部の中のほうは癒合が始まっていますが、上のほうが癒合し、完全に傷が閉じるまでには、半月～１か月ほどかかります。

そのため、多くの方は、創部の被覆材は貼ったまま自宅に戻ることになります。被覆材が貼ってあればシャワーは可能ですが、被覆材がはがれていないことを確認してから入ってもらうようにしましょう。万が一、はがれてしまっていても、すぐに病院に来る必要はありません。傷に痛みや熱感、腫れがなければ、防水機能のある清潔な被覆材を貼り直して、退院後の外来まで様子をみるよう説明しましょう。

退院後はじめての外来で、創部に問題がないことが確認されれば、医師より入浴の許可が出ます。現在は、消毒よりも洗浄のほうが推奨されているため、入浴後の消毒は、医師から指示がなければ不要です。石けんを泡立て、泡でやさしく洗うように説明しましょう。

創感染は、術直後ではなく、数か月～数年経ってから起こることもあります。創部に問題があれば受診するよう指導します。その際、「傷か痛みだし、ひどくなってくるようであれば」「傷が腫れたら」「傷のまわりが赤くなって熱をもったら」など、患者さんにわかりやすい表現で伝えることが大事です。

自己検脈

毎日、決まった時間に１分間、自分で脈拍をチェックします。自分のペースメーカの設定心拍数とだいたい同じくらいに、脈拍が打っているかを確認します。設定心拍数を著しく下回る、何度も脈拍が飛ぶ、脈拍が乱れている、ということがあれば受診するよう説明します。高齢者や不慣れな人は、最初はじょうずに測定できないかもしれないので、退院までに、確実に検脈できるように一緒に練習しましょう。

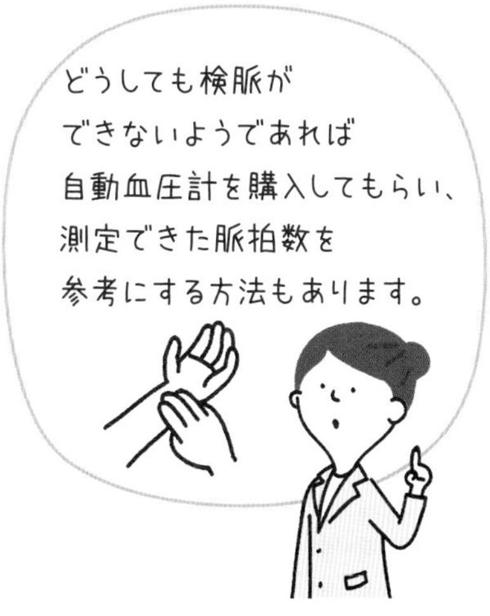

活動について

以前は、リードが完全に固定されるまで２～３か月要するといわれており、創部の絶対安静を指示されていました。しかし、現在は、過剰な安静が、筋力低下や痛みの原因になるといわれており、早期に上肢の可動域を拡大するリハビリテーションを行う施設も増えています。

当院では、術後１か月は患側の肘を肩より上に上げないように説明していますが、それ以外の動きに関しては、制限をしていません。１か月経過後は、ほぼ元どおりの生活を送るように指導しています。アスリートなど、強度の高い運動を行っている人の場合は、医師へ報告し、個別に期間を伝えています。

〈強度の高い運動とは…〉

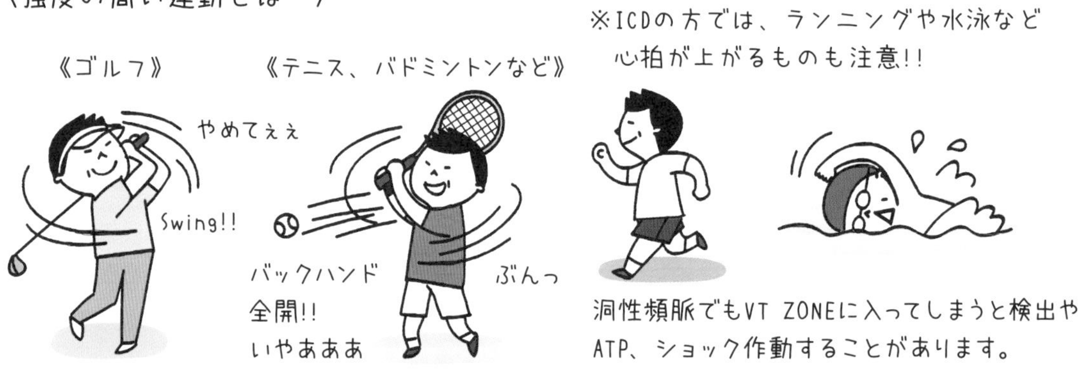

電気機器について

心臓デバイスは、電磁波の影響を受けやすいといわれていますが、通常どおりの使用方法であればほぼ問題なく使用できます。私が電気機器に関して患者さんに指導していることは、じつはたったの１つだけです。それは…

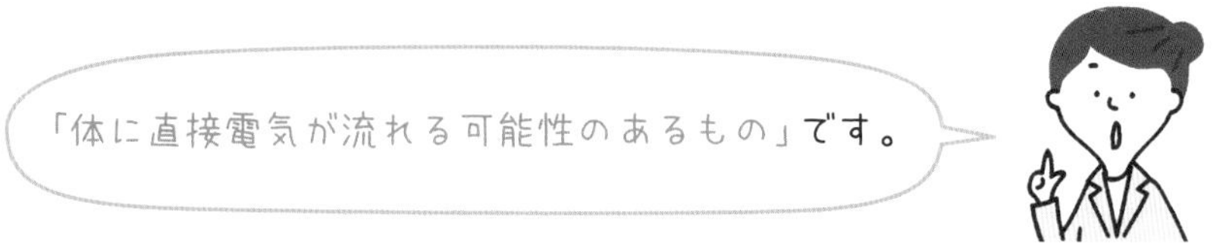

健常な心臓も、自分の「電気刺激」で動いているため、体の外から電気が流れてくると、自己心拍と誤認識してしまい、ペースメーカではペーシング機能が止まってしまうこと、除細動機能付きのデバイスでは、最悪の場合、抗頻拍ペーシングやショック作動が引き起こされることがあります。このため、以下のものは避けていただいています。

〈影響を及ぼす可能性があるもの〉

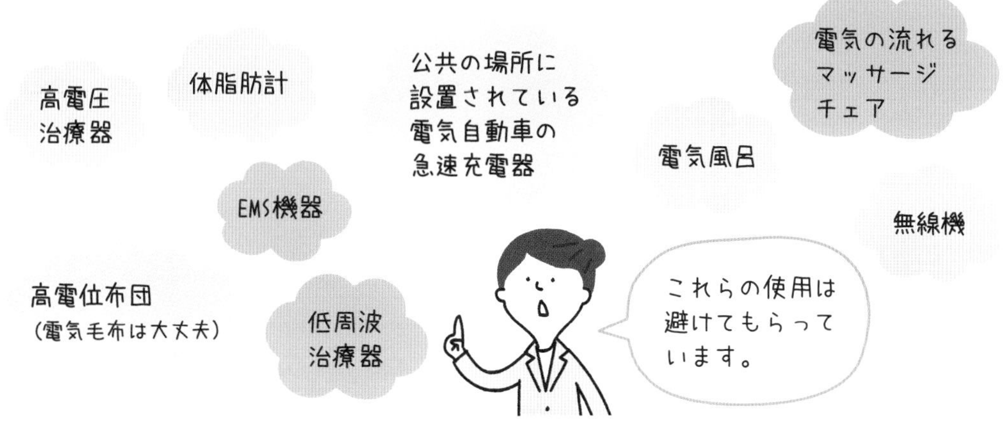

デバイス手帳 (p.124) やしおりには、たくさんの注意事項が書かれています。しかし、全部を覚えることは不可能なぐらいの内容が書かれており、ほとんどのものは安全に使用することができます。患者さんは、退院後の生活に強い不安を抱いています。絶対に避けるべきことをしっかり伝え、可能な限り元どおりの生活を送れるようにサポートしています。

心臓デバイスのプロフェッショナルはとても少ないです。患者さんは、退院後の不安に関して、誰に相談していいのかもわからずに過ごしています。デバイス専任のスタッフがいなければ、医師が対応するのか、病棟に聞くのか、外来に聞くのかを明確にして、**デバイスに関して相談できる窓口を退院前に伝えておきましょう。**

⑦ 定期受診

植込み術後は、デバイス外来に通うことになります。デバイスの作動状況、電池残量を、プログラマという機器を使って確認するだけでなく、X線や心電図を撮って、リードの位置がずれていないか、異常な波形が出ていないかも見ます。創部や、体調なども診察する重要な外来であるため、必ず受診するよう指導します。また、体調がすぐれないとき、デバイスに関して気になることがあれば、定期受診を待たずに来院するよう説明します。

5 植込み後の外来にて

心臓デバイスを植え込んでいる施設には、「デバイス外来」という専門外来を開設しています。通常の外来と何が違うのでしょうか。デバイス外来は、その字のとおり、「デバイス」の外来です。デバイスが正常に作動しているか、リードやデバイスの位置が変化していないか、現在の設定が患者さんの状態に合っているかなどを確認します。基本的には全例心電図を、必要に応じて胸部X線を定期的に行います。

〈ペースメーカ外来での検査〉

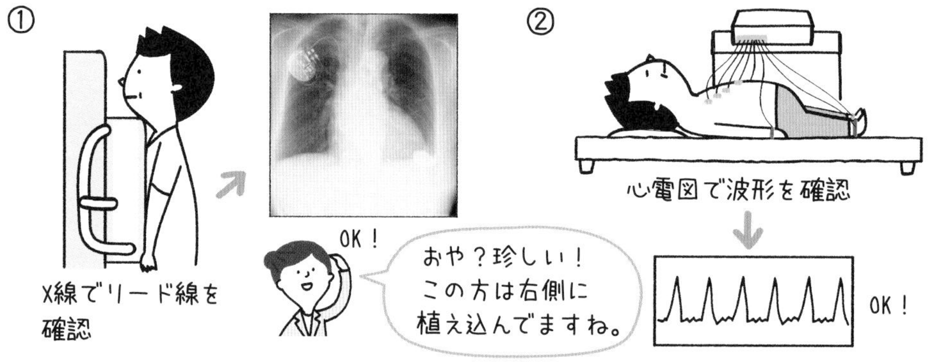

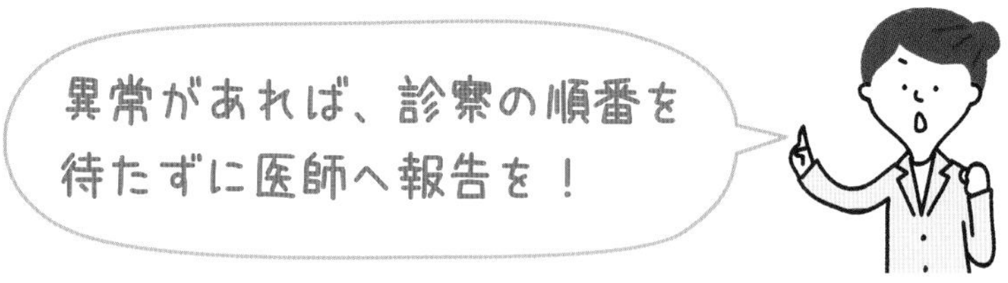

診察前に、臨床工学技士やデバイスナースがデバイスチェックを行います（デバイスチェックの内容に関しては、このあとp.122で解説します）。デバイス外来に通い続けている患者さんは、診察の流れを理解していますが、退院後まもないケースでは、検査や診察の流れに戸惑う可能性もあります。受診回数の少ない患者さんには、看護師から声をかけましょう。退院後、日常生活に戻ってはじめて、疑問や不安が出てくる人もいます。困っている点はないかなども併せて確認しましょう。

《デバイス外来の風景》

①まずはデバイスチェック！

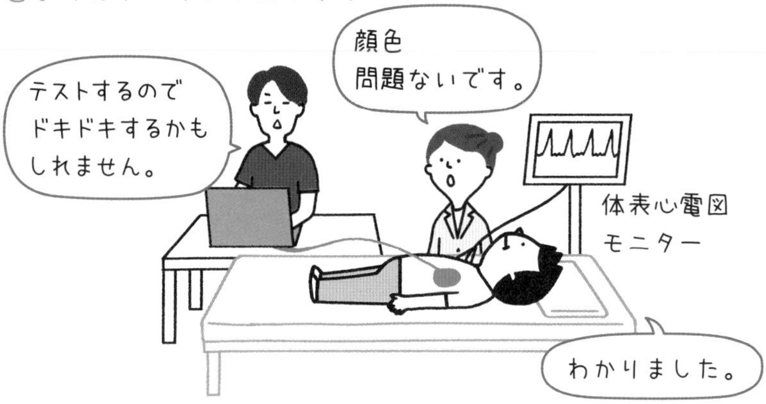

※デバイスチェックは
体表心電図を装着し、
臥位で行うことが
望ましいです。
ペースメーカに
依存している
患者さんの場合、
各項目の測定時に
気分不快を生じる
ことがあります。

②デバイスナースの問診

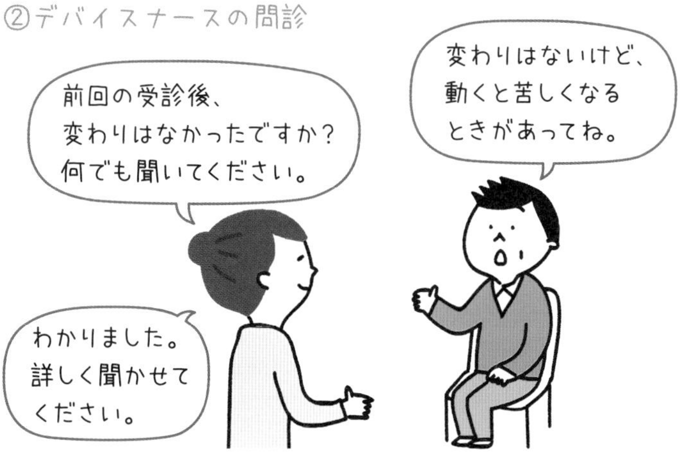

主な問診内容

- ★体調変化と自覚症状
- ★不整脈の自覚症状
- ★生活環境の変化
- ★生活に関する疑問の有無

これらの項目を中心に、さまざまなお話をしています。

③上記を終えた方から診察室へGO！

当日のデータ、心電図、X線画像、創部などを総合的に診て、
問題なければ定期観察。必要に応じて設定を変更します。

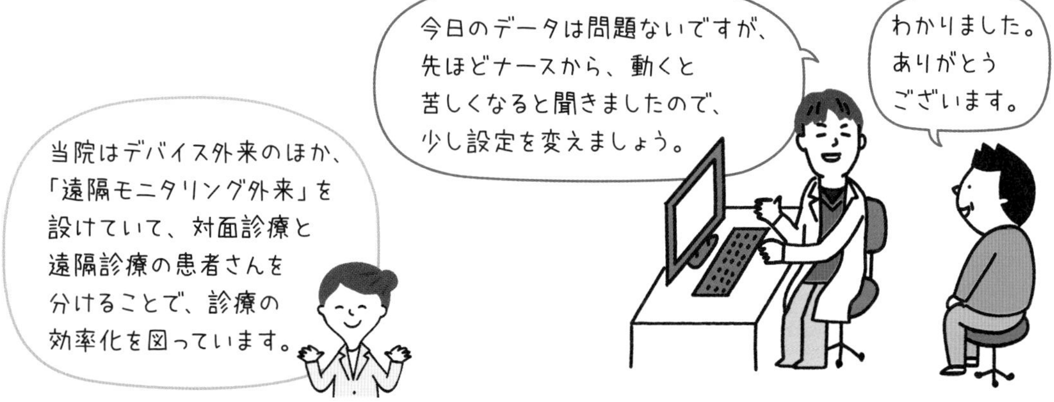

6 デバイスの特性による看護の違い

「心臓デバイス」とひとくくりにいっても、各デバイスの形状や留置方法によって、看護のポイントも変わってきます。ペースメーカの合併症（p.96）は説明しましたが、その他各デバイスの特性をふまえた看護のポイントを説明します。

❶ リードレスペースメーカ

リード挿入がないため、上肢の可動域制限がありません。デバイス本体も小さく、経静脈ペースメーカと大きく異なるのは、リード挿入に伴う合併症がないことです。廃用症候群の予防のために、早期にリハビリテーションを行い、日常生活に戻れるようにサポートしましょう。

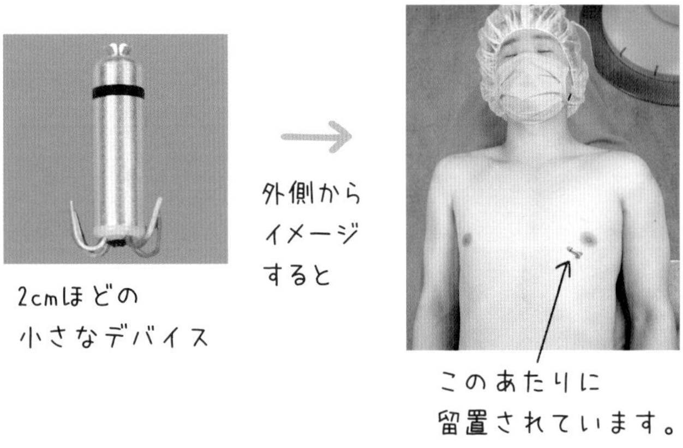

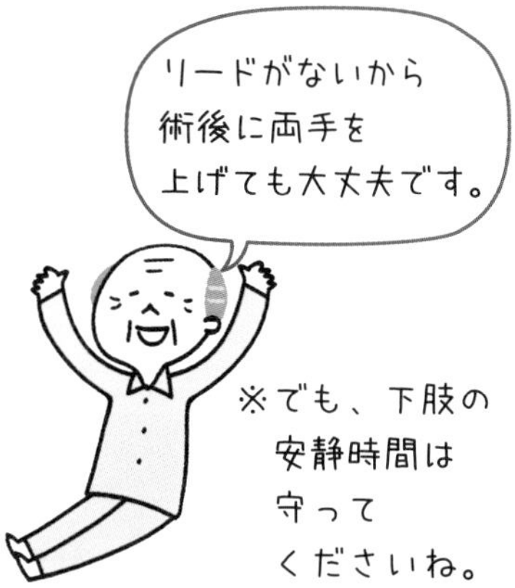

合併症で気をつけたいものは、**挿入部の血腫です**。リードレスペースメーカは右心室に留置しますが、大腿静脈を穿刺して27Frのイントロデューサーを用いて、本体を右心室まで運びます。27Frの径は、 9 mmです。9 mmの太さのイントロデューサーを血管内に挿入するのですから、当然挿入部の孔は大きくなり、十分な圧迫がなされていても術後出血のリスクがあります。

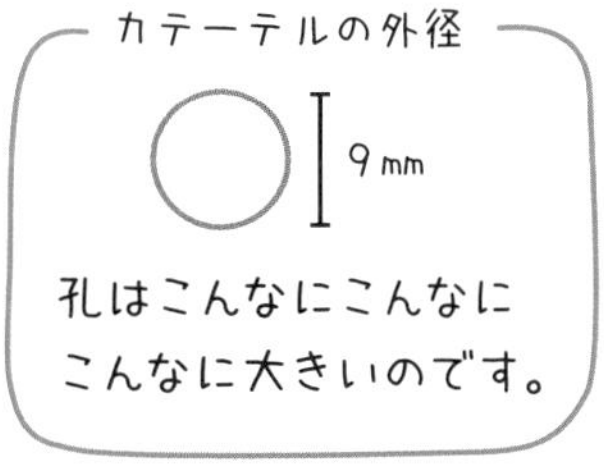

このため、経時的に挿入部位の観察をし、皮下出血や腫脹、痛みの出現がないかを確認しましょう。**高齢者では、血腫形成に自分で気づけない**ことがあるため、**問診で済ませず、必ず自分の目で見る**ことが大事です。もし、挿入部に上記のような徴候がみられたら、安静にしているよう指示し、すぐに医師へ報告しましょう。

まれにですが、脱落することもあります。アボットのアヴェイルはスクリューでねじ込みますが、メドトロニックのマイクラは４本脚で右心室の心筋を掴むように留置します。脱落が起こるリスクは0.06％程度といわれていますが、万が一起こってしまうと、ペーシングができなくなり、植込み前の状態に戻ってしまいます。

ペーシング不全がないか、急に波形が変わっていないか、心拍数下限設定を下回っていないか、モニターで確認し、異常があればすぐに医師へ報告しましょう。

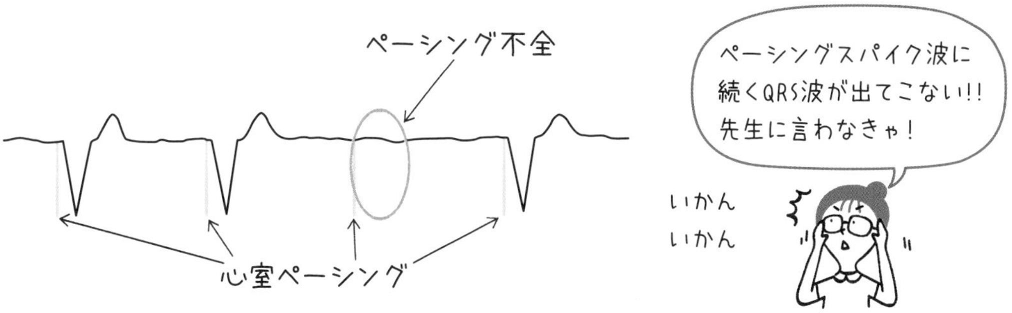

合併症が少ないといっても、心筋に留置するため、**ごくまれに心筋穿孔を起こし、心タンポナーデになることがあります。**心タンポナーデの徴候は、合併症の頁（p.96）に記載しています。注意して観察しましょう。

(とても高度なリードレスペースメーカの知識)

ペーシング不全を確認するために、心拍数下限設定を下回っていないか見ることはとても大事です。しかし、マイクラの場合、下回っていても問題ない場面があるのです。マイクラAV(p.52) にのみ起こる現象で、VVIモードからVDDモードへ変えた際、30分から最大240分、心房の収縮検知の調整のために、心拍数下限設定とは無関係に１分間に50回のペーシングで作動することがあります。例えば、VVI 60ppmから、VDD 60ppm変更したとしても、デバイス自体が調整を終えるまでは、VDD 50ppmで作動するのです。VVIからVDDへ設定変更したという情報があったら、注意してみてみましょう。

※この機能はOFFにすることもできます。例えば、心不全を呈していて、心拍数を減らすことが増悪のリスクになるケースなどでは､VDD 50ppmで作動しないように、すべて手動で測定し、微調整を行います。

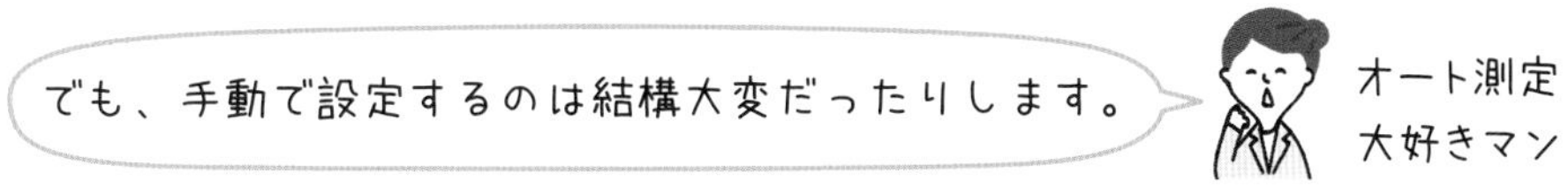

❷ ICD　植込み型除細動器

ICDを植え込んだ患者さんのケアはとても大切です。なぜならば、ICDを植え込んだことによって、日常生活が一変したり、うつ病を発症することが少なくないからです。

大きな3つのケアを説明します。

自動車の運転

ICDを植え込むことによって変わることの1つに、「自動車運転の制限」があります。

ペースメーカ、CRT-Pのように除細動機能のないデバイスでは、運転に支障をきたすことが明らかなケースを除いて、原則運転は許可されています。

しかし、ICDの場合は植込み後に運転制限の期間があります。ICD植込みには、「**一次予防**」と「**二次予防**」があり、それぞれ期間が異なります。

一次予防…植込み前に不整脈発作のないケースの植込み
不整脈発作は確認されていないものの、罹患している心疾患や
検査結果から将来的に不整脈を起こす可能性が高いと
診断される場合
→植込み後『7日間』は運転禁止です！

二次予防…植込み前に不整脈発作のあるケースへの植込み
危険な不整脈発作による失神の診断がされた場合や
失神はないけれど危険な不整脈発作（VT、VF）があると
診断された場合
→植込み後『6か月』は運転禁止です!! 一次予防と比べて長いのです。
※デバイス交換、リード追加の場合は術後7日間です。

ICD植込み患者の運転の許可は、各都道府県の免許センターが担っています。患者さんは、運転許可申請の書類の記載を医師へ依頼し、免許センターで手続きをすることで運転が可能となりますが、**この申請は6か月ごとに行う必要があり**、結構な手間となります。

免許センターが6か月ごとにリマインドの通達をくれますよ。

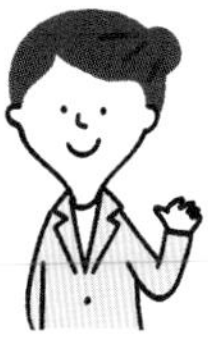

また、ICDが適切に作動（抗頻拍ペーシング、ショック作動両方）した場合は、その日から**3か月間は運転が禁止**されます。運転禁止の期間に運転して事故を起こした場合、危険運転致死傷罪に問われることになりかねないため、運転禁止の期間に関しては、しっかりと伝えましょう。

※仕事や居住地の土地柄により、運転できなくなると困るからと、ICD植込みを拒む方もいます。しかし、危険な不整脈が確認されていて、医師からICD植込みを勧められているのに植込みを行わなかったケースに関しては、失神を起こす可能性が高いため、植え込まなくても運転禁止の対象となります。

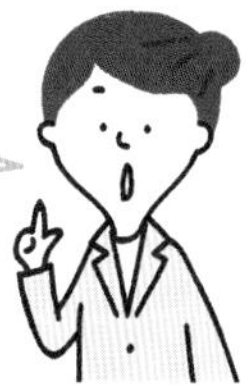

※ココをきちんと説明しておかないと、「運転したいから植え込まない」となりますが、危険な不整脈が確認されている場合は、そもそも免許停止の対象で、植え込まなくても運転禁止なのです。

ICDを植え込むと、「職業としての運転」は、いかなる免許の区分でも認められていません。このため、輸送、搬送を職業としていたケースでは、配置転換や転職などが必要となり、患者さんの苦悩は大きいです。就労支援は次項目で説明します。

就労

ICD植込み患者では、不整脈出現時やショック作動時に失神をきたす可能性が高いという特性上、公共交通機関や運送業などの職業としての運転手、パイロットなどは認められておらず、作業環境にも十分な配慮が必要となるため、配置転換や転職を余儀なくされることがあります。看護師が直接的な就労支援を行うことは難しいですが、情報提供を行うことは大切です。

必ず知っておきたいのは、ICDのみならず、デバイス装着患者全般の権利として、差別や正当な理由のない解雇はできないことが、労働基準法や労働契約法で定められていることです。

「労働基準法」には、労働条件の最低基準や差別の禁止が定められています。
「労働契約法」に至っては、第16条に「正当な理由のない解雇はできない」と明文化されています。デバイス装着患者だからといって、客観的に合理的な理由がなかったり、社会通念上認められない場合は解雇できません。ここ、すごく大事です。

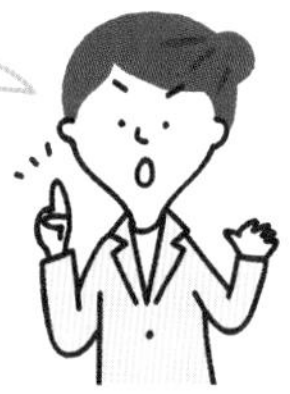

また、障害者雇用促進法により、企業には障害者の雇用の促進が義務付けられているため、身体障害者手帳の交付を受けることにより、障害者雇用での就職ができる場合もあります。

障害者の雇用状況によって企業が助成金を受けられたりします。
デバイスを装着したことで、障害者雇用枠へ雇用形態を変えることになった、という方もいました。

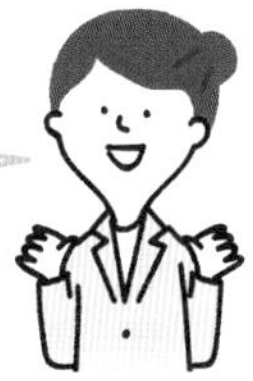

作業環境に問題がないか雇用者や患者で判断しかねる場合は、メーカーへ依頼し、職場環境調査を行うこともあります（現在は感染予防の観点から行えないこともあります）。

例えば…

①ゴミ処理場
②製鉄所
③金属工場
のような
「強い磁力」が発生する場所

例えば…

①発電所
②車やバイクの整備工場
③無線を扱う場所
のような
「電磁波」が発生する場所

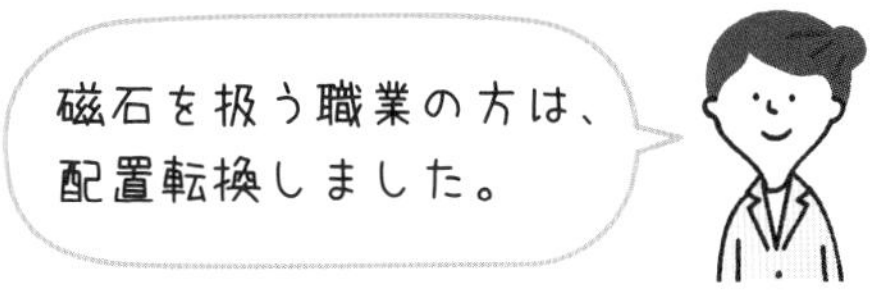

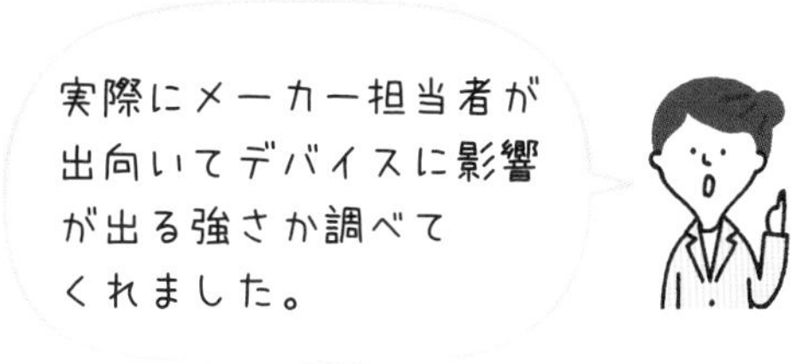

ICDの適応となる方は、働き盛りの年代の方も少なくありません。就労に関する患者さんの不安は尽きません。知識を付けて、患者さんの相談にのれるといいですね。

就学

ICDの適応疾患（p.56）のところで出てきたQT延長症候群（LQTs）や、カテコラミン誘発性多形性心室頻拍（CPVT）は、若年層にも多く、就学中にICDを植え込むケースもあります。就学に関しては、就労と異なり、心機能が正常な場合は、ペースメーカでもICDでも通学は可能です。制限があるのは、体育と、CPVTのケースです。

体育に関しては、主治医が、「学校生活管理表」というものを作成して、運動制限をします。

CPVTの場合は、運動などの場面で内因性カテコラミンが増えると、不整脈が起こる可能性が高くなるため、**過剰な負荷となる運動は避けること、なるべく１人で行動しないこと、自転車通学を避けること**が必要になります。

デバイス植込みをした小学生が悩んでいること

小児は体格が小さいので、胸部にジェネレータを植え込む十分なスペースがなく、腹部に植え込むことが多いですが、デバイスの小型軽量化によって、小学校低学年ぐらいの児童でも、胸部への植込みができるようになりました。

しかし、鎖骨の下にデバイスが入ることで、「ランドセルが背負えない」という悩みが生じます。術後しばらくは創部の負担を避けるために、学校と相談して、左肩に肩紐が来ないようなカバンで登校します。せっかく買ってもらったランドセルが背負えなくなること、みんなと違うカバンを持っていることでお友達にいろいろ聞かれることが、デバイス植込みをした小児にとって大きな心の傷となることがあります。

親御さんとコミュニケーションをとり、傷が安定すれば、タオルなどで傷を保護してランドセルを背負ってみてもらったり、持ち帰りの荷物を減らすことを学校に相談してもらったりと、相談に乗れることはたくさんあります。成人とは違った悩みを小児患者・家族は抱えているため、よくお話を聴いて、解決策を一緒に見出せるよう心がけています

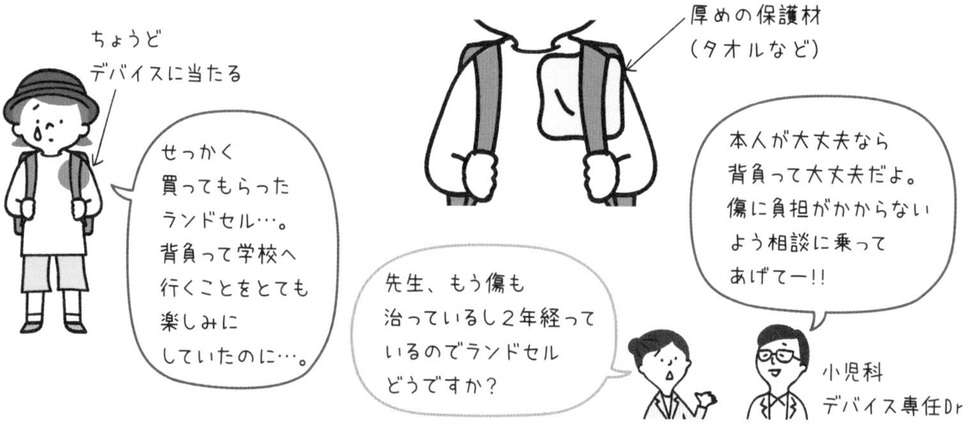

精神面のフォロー

私が今、心臓デバイス装着患者さんの看護に携わっているのは、ICD植込み後の患者さんのメンタルサポートにかかわったことがきっかけでした。

ICDは、いつ起こるかわからない致死性不整脈を止める素晴らしいデバイスです。しかし、抗頻拍ペーシングやショック作動は、身体面、精神面の両方にダメージを与えます。

ショック作動に関して、患者さんに話を聞いてみると、「目から火が出た」「心臓が爆発した」という表現をされており、体内から物凄いエネルギーを感じたようでした。その経験が、心的外傷後ストレス障害（PTSD）となり、繰り返されることでうつ病を発症したり、希死念慮が出てくることも少なくありません。

私がかかわった患者さんはこう話してくれました。

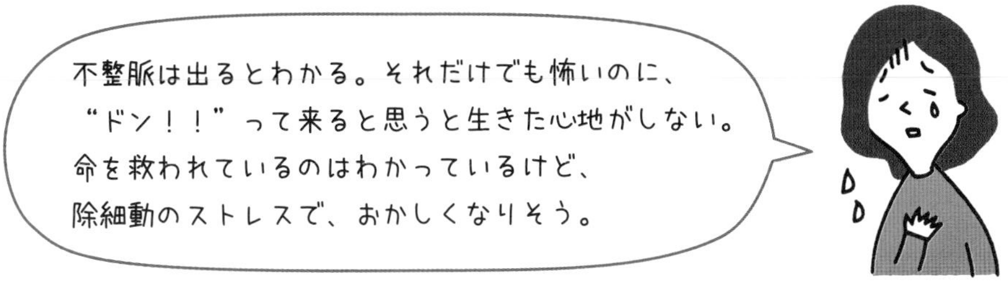

ICDを植え込んだ後、作動することなく過ごせている患者さんのQOLは高く、作動することが多い患者さんのQOLは低いという報告があります。ICDの作動は、患者さんにとって大きなストレスとなり、行動制限につながってしまうほどつらい経験となるのです。

このような患者さんの場合、抗不安薬を処方したり、必要であれば心療内科とコンタクトをとり、専門家へのサポートを依頼することも大切です。また、作動を減らすためには、抗不整脈薬の確実な服用もとても重要です。服用方法を確実に守ること、飲み忘れのないように工夫をすることなどを伝え、個々の患者さんで取り入れられる方法を一緒に考えましょう。

〈薬の飲み忘れ予防策の例〉

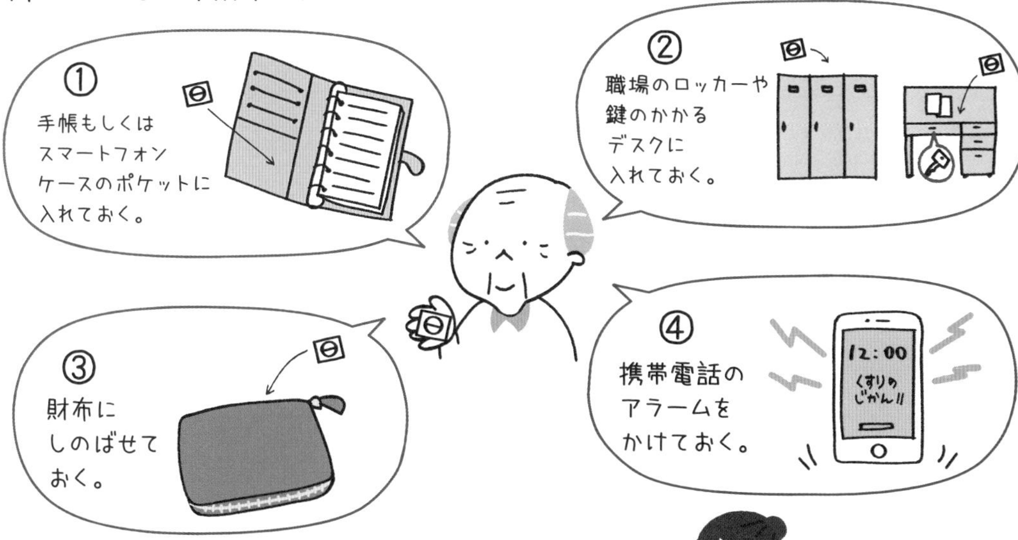

※交代勤務などで不規則な生活をしている場合も、
なるべく毎日同じ時間に服用できるよう、
患者さんと一緒に考えましょう。ほかの患者さんの
成功体験も参考になります。

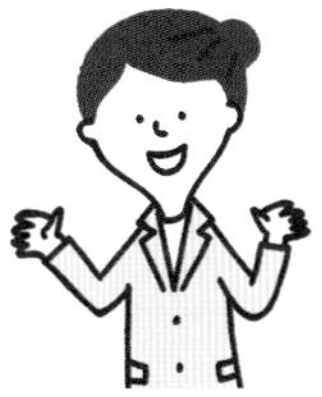

❸ S-ICD　完全皮下植込み型除細動器

S-ICDも、除細動機能付きデバイスになりますので、自動車運転、就労、就学、精神面でのフォローは、ICDを参照してください。ここでは、S-ICDの特性による看護のポイントをお話します。

S-ICDの看護のポイントは２つあります。

疼痛コントロール

１つは、植込み直後の疼痛コントロールです。

S-ICDは、デバイス自体が大きく、切開する部位も経静脈ICD（TV-ICD）と比して多く、植込み部位も神経走行により痛みを感じやすいため、術中、術後は「痛み」との戦いになります。

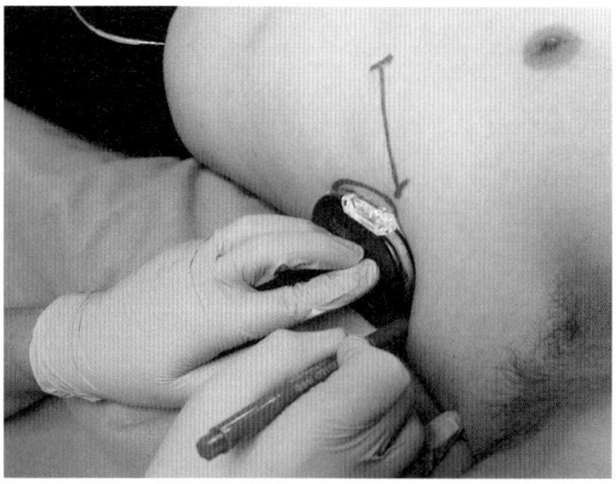

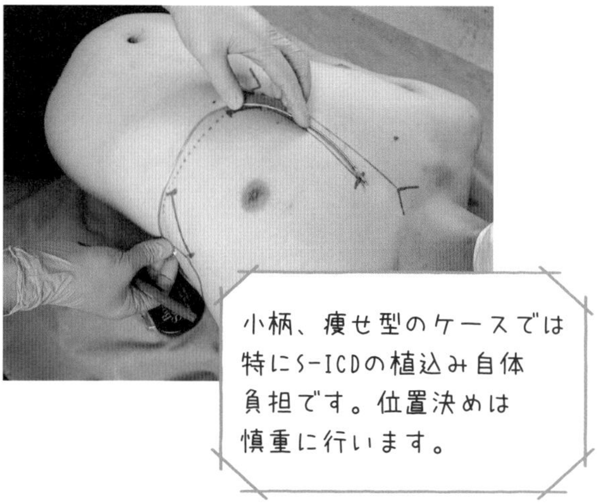

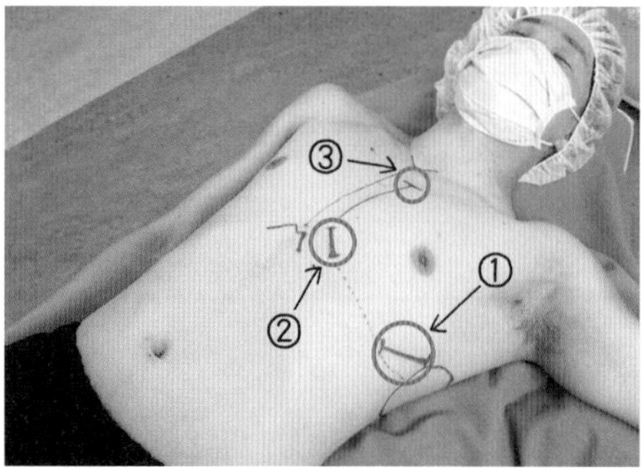

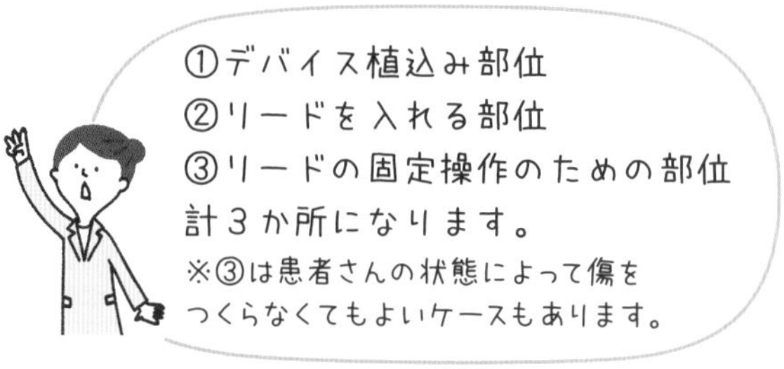

S-ICDの場合は、植込みの最後にDFTと呼ばれる除細動テストを行います。実際に心室細動を誘発し、S-ICDの作動で止まるかを確認するのですが、覚醒している状態では行えないため、静脈麻酔で鎮静をかける必要があります。このため、術中に痛みがとても強い場合は、麻酔薬の追加のみでなく、鎮静を行うこともあります。

術後の痛みに対しては、「痛みが強くなってから服用」では、鎮痛薬の効果発現まで痛みをがまんしないといけないため、医師と相談のうえ、「痛みがあるうちは定期的に服用」でもよいと思います。TV-ICDと違い、S-ICDは側胸部に植え込むため、体勢の変化や寝返りなども痛みが増強する原因になります。植込み型デバイスの中で、一番痛みが強いといわれているのがS-ICDです。可能な限り安楽に過ごせるように、鎮痛薬は積極的に使用しましょう。

誤作動の予防

2つ目は、日常生活に戻った際の誤作動予防です。左側胸部の皮下に植え込まれるため、体幹をねじるような動作をするとノイズが入ることがあります。**左利きの場合は特に注意**が必要で、ボールを投げる、上肢を激しく動かす運動を続けることで、ノイズが検出され続け、ショック作動がかかったケースを経験しました。TV-ICDに比して、リードのトラブルが少なく、かつ抜去が容易であることから、小児に植え込まれることもあります。小児では、学校生活や遊びの中で、活発に活動する場面も多いため、運動制限をしていても守りきることが難しい場合があります。

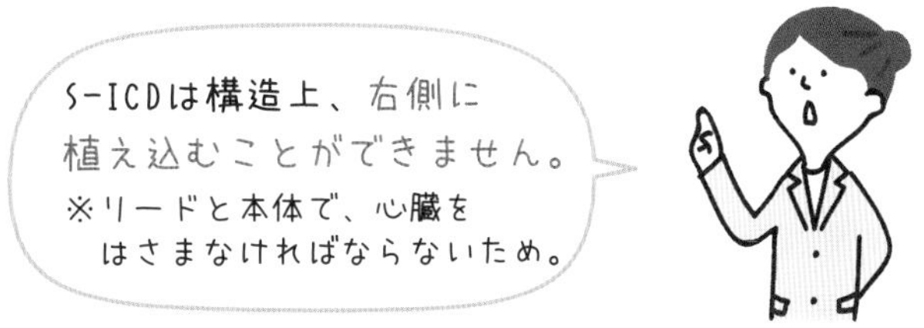

S-ICDに**抗頻拍ペーシング機能はなく、不整脈検知時は、ショック作動のみとなります。**ショック作動は大きなエネルギーを使うため、誤作動であっても電池は大きく消費します。

S-ICDも、ペースメーカと同じように、電池がなくなったら本体の交換が必要なので、誤作動は交換手術の時期を早める大きな原因となってしまいます。

また、ICDのところにも出てきましたが、体内からのショック作動は、身体的にも精神的にも大きなストレスとなります。

可能な限り誤作動をなくすため、ノイズが入りにくい極性にする、誤作動時の行動を一緒に振り返り、そのときに行っていた動作は避けてもらう、除細動の設定を見直すなどの介入が必要になります。

❹ CRT 心臓再同期療法

ここ数年のデバイスの高性能化により、CRTの患者さんの管理がほぼ自動で行えるようになり、直接的な看護は、**「心不全の増悪の観察」**に尽きるかと思います。p.74のとおり、以前は心エコーで収縮が同期できているかを見ながらAV delayやVV delayの設定を「固定された数値」で行っていたため、CRTによって心機能が改善して左心室の収縮が早くなるケース、逆にCRTが無効で左心室の収縮がさらに遅くなるケースでは、心室が同期できなくなり、心不全が悪化することがありました。

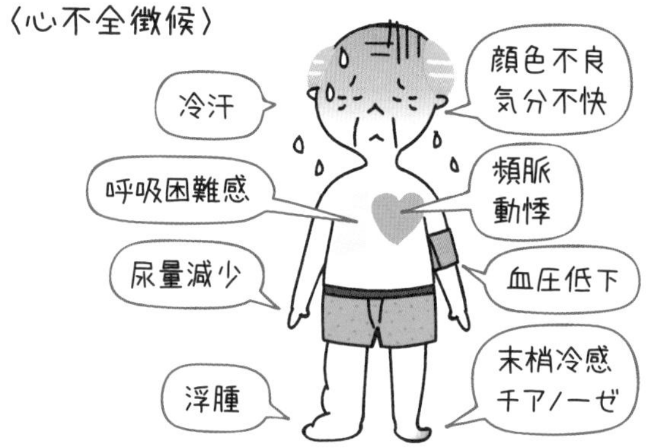

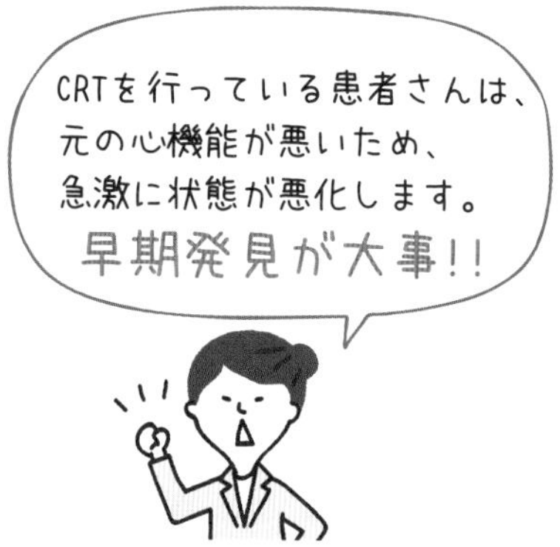

しかし、最近では、AV delayもVV delayも、デバイス自体が測定と調整を自動で行ってくれるため、このような現象は起こりづらくなりました。そうなると、私たち看護師ができることは「観察」に尽きるかと思います（←2回目）。**CRTを行っても、状態がよくならない「ノンレスポンダー」は30%程度といわれています。**病棟や外来で、CRTの患者さんに心不全兆候がみられたら、まずは医師へ報告し、心電図検査とデバイスチェックを行って、QRS波の幅が広くなっていないか、ペーシング極性は最善か、両室ペーシングは適切に行われているかを確認できるようにしましょう。

❺ ILR 植込み型ループレコーダ

ILRは「治療」ではなく、「原因究明」のために植え込み、ほとんどの症例で当日または翌日に退院します。そのため、直接的な介入は多くありませんが、ILRが適切に作動し、後に出てくる「遠隔モニタリング」を使って、データが医師へ提供されるようにサポートすることが大切です。遠隔モニタリングは、施設によって管理している部署が異なりますが、病棟、外来、いずれの看護としても、使用方法を正しく理解できているかを確認することが大事です。患者さんが困っていたら、担当部署や専任スタッフに相談するとよいでしょう。

❻ WCD　着用型自動除細動器

WCD装着患者さんにとって、最も重要なのは、「**装着していない時間をつくらないこと**」です。WCDの適応患者さんは、心室頻拍、心室細動がすでに検出されている方なので、いつまた不整脈発作が出るか予測できません。そのため、入浴時以外は常に着ていてもらう必要があります。

着用時間を長くするためには、不快感や皮膚トラブルを予防するかかわりが大事です。

着用時の不快感で多いものは、かゆみが最も多いです。夏は発汗によるもの、冬は乾燥によるものと、季節や環境によって原因が変わってきます。患者さんのお話を傾聴し、皮膚状態を観察しながら、対策を講じます。

電極ベルトは１つしかありませんが、ベストは３着支給されますので、汗をかいたら取り替えるように伝えましょう。乾燥に対しては、十分な保湿をするよう説明します。心電図を監視する電極は直接肌に当たるようにしますが、保湿剤を塗ってもまったく問題ありません。むしろ、乾燥していると心電図にノイズが入りやすくなるため、適度に保湿してベストを着てもらうようにします。

ほか、ベストがきつい、寝返りを打った際に、電極が肋骨に当たって痛いと話す方もいました。ベストのサイズはいくつかあり、医師がオーダーする際に、身長と体幹周囲の径でサイズを選びますが、まれに合わないことがあります。その場合は、サイズ交換をすることができるため、試着してみてサイズが合わなければ、医師へ報告して別サイズのベストをメーカーに依頼してもらいます。寝返りに関しては、やわらかい寝具を使用してもらうことで、電極の当たりをやわらげることができます。

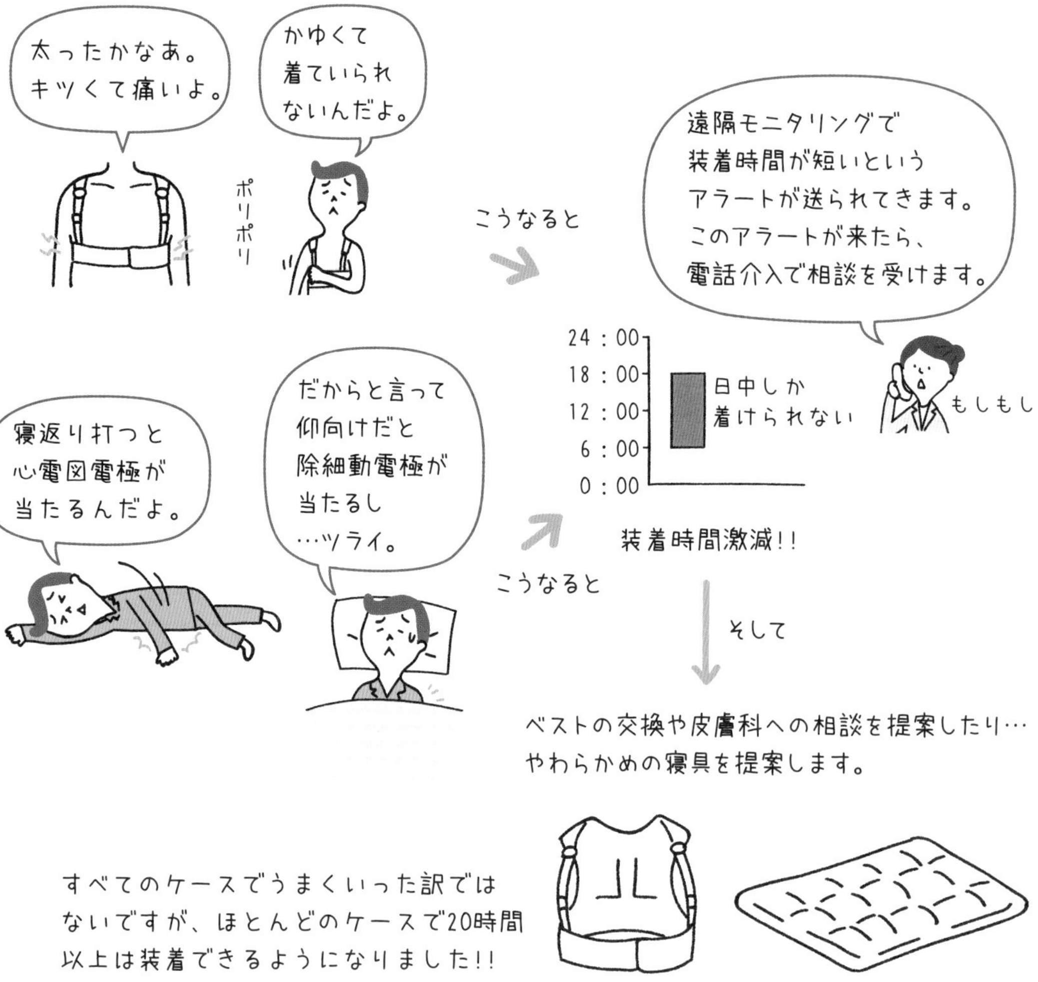

いずれの場合も、まずは患者さんの話を傾聴して、原因と対策を見出し、必要であれば、皮膚科に相談してもらうなどし、可能な限り長く装着できるようにサポートします。WCDも、「遠隔モニタリング」というシステムを使って、どのぐらいの時間装着しているか、病院で管理することができます。装着時間が短い、きちんと着けていたのに急に時間が減っているなどの状況になった場合は、患者さんに連絡をして、理由を確認しましょう。

また、WCDは、保険診療上、３か月までしか着用することができません。致死性不整脈が続くケースでは、その間にICD植込みのスケジュールを組む必要があります。ICD植込みに伴う精神的な負担は大きいため、患者さんの意思を尊重し、必要時は医師と話をすることができるよう調整し、**十分に納得できたうえでICD植込みにつなげられるよう介入しましょう。**

第7章

プロフェッショナルによる心臓デバイス装着患者への特別介入

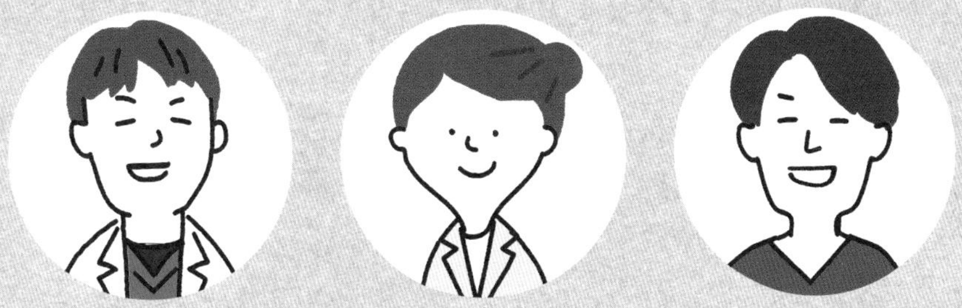

心臓デバイスは、装着したら
生涯付き合っていくことになります。
患者さんが安心して生活するためには、
デバイス関連業務に特化したプロフェッショナルの
介入が欠かせません。この章では、
プロフェッショナルがどのようにデバイスを管理し、
患者さんのサポートをしているかを紹介します。

1 デバイスチェック

デバイスを装着している患者さんに対し、医師が「チェックして」ということがあります。なんのために、どのように行うのでしょうか。

⇒プログラマという機械を使って、デバイスが正常に作動しているかを確認します。デバイスチェックは医師の指示のもと、主に、医療機器のスペシャリストである臨床工学技士（CE）が担当しています。現在、デバイスナースと呼ばれる、デバイス専任看護師を配置している施設も増えてきており、デバイスナースもチェックを行うことがあります。

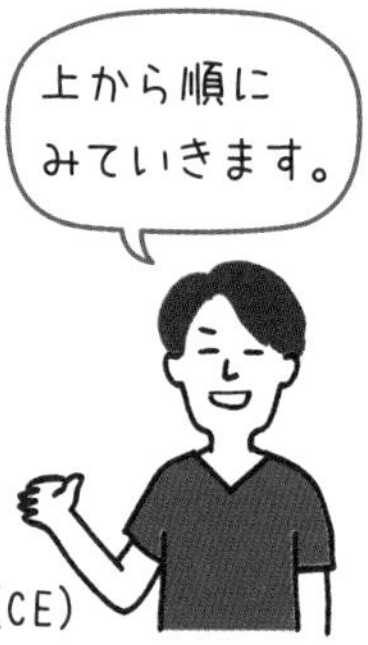

臨床工学技士(CE)

実際のチェック画面はこちらになります（一例）。

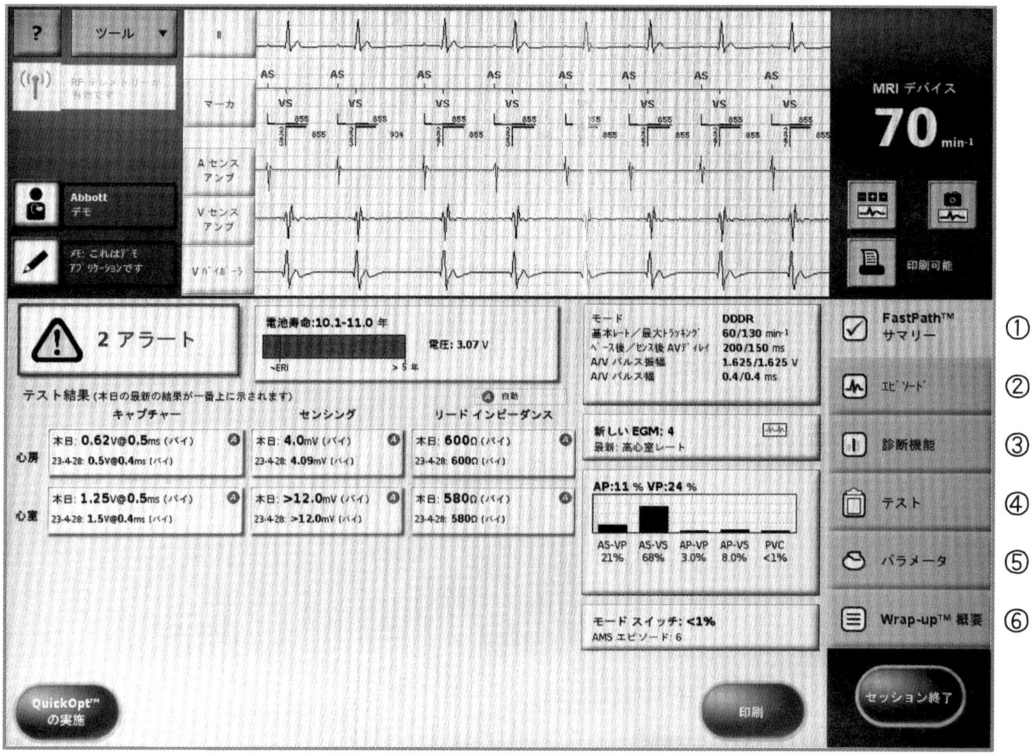

①総括・要点　②異常の確認　③詳細の診断　④各値の計測
⑤設定変更　⑥最終確認

各メーカーによって表記が異なりますが、基本的な測定パラメータの意味を解説します。

電池残量

電池電圧：出荷時は2.8～3.2Vで、電池が減るに従って低下してくる

消費電流：デバイスが現在使用している電流で、多いと電池の消費が早く、少ないと消費がゆっくりになる

ERI（推奨交換時期）までの期間：現在のデバイスのはたらき方で、およそあとどのくらいで交換になるかを示す

電池残量のパーセンテージ：出荷時と比べてどのぐらい電池が残っているかを示すが、デバイスのはたらき方によって電池の消費量が変わるため、高い数値だからといって長持ちするわけではないので注意が必要

設定

モード：NBGコードで３文字ないしは４文字で表記される

設定レート：心拍数下限設定／心拍数上限設定の順で表記される

ペース後／センス後AVディレイ：各AV delayの時間

A/Vパルス振幅：心房と心室それぞれのペーシングをする「強さ」の設定で、高いほど強い力ではたらいているということ
パルス振幅の値が電池電圧の値を超えると、電池の消費が早くなるといわれている
1.5V以下であることが望ましい

A/Vパルス幅：心房と心室それぞれのペーシングをする「時間」の設定で、設定されたパルス振幅をどのぐらい出し続けるかを示している
パルス振幅が高いと電池消費が早くなるため、パルス幅をのばして調整することがある
基本的には0.4（マイクロポートのみ0.35）msに設定されている

テスト項目

キャプチャー：ペーシング刺激に対して心筋が反応する最小の強さを測定し、パルス幅とパルス振幅で表記する
テスト時は、強制的にペーシングを行うため、まれに気分不快を生じることがあり、熟練したものが行う必要がある

センシング：自己心拍の有無、自己心拍があれば波高値を測る
テスト時は、ペーシングを一時的に遅くするため（最小30ppmまで設定できる）、房室ブロックの患者さんでは著しい徐脈になることがあり、特に注意して臥位で測定を行う

リードインピーダンス：リードに電流が流れているときの抵抗値であり、心筋とリードの接地の状態、心筋の状態、リードそのものに異常がないかを確認する意味で測定を行う
許容範囲は750Ω以下とされている

ペーシング率

AP：atrial pacingの略で、心房のペーシングがどの程度行われているかを示している

VP：ventricular pacingの略で、心室のペーシングがどの程度行われているかを示している
ペーシング率は、高ければ高いほどペースメーカに依存しているということになり、電池の消費も早くなる

エピソード

各種不整脈：メーカーごとに表記が異なるが、心房性不整脈、心室性不整脈、心房細動の割合、モードスイッチの作動などが記録される

システム異常：デバイス本体やリードに不具合事象がある場合、エピソードの中に記録される

ほか、ICDでは波形識別機能の更新や治療のエピソード、CRTでは両室ページング率の低下も記録される

　このように、デバイス作動に関する項目を一通りチェックし、現在の作動に問題がないか確認するほか、設定の見直しも行います。

2 デバイス手帳の活用

心臓デバイスを植え込んだ患者さん全員に発行される「手帳」ですが、どういうもので、どのように使うのでしょうか。また、病棟ではどのように管理するのが望ましいでしょうか。

デバイス手帳は個々にあったものが発行されます。ペースメーカであれば、「ペースメーカ手帳」、ICDでは「ICD手帳」のように、デバイスごとに分かれています。

手帳には、患者さん本人の情報、家族の緊急連絡先のほか、植え込んだ病院とその連絡先、デバイスやリードの情報、植込み時の設定など、とても重要なことが書かれています。

デバイスチェックの記録も経時的に記入できるようになっているほか、生活における注意事項なども記載されています。

〈デバイス手帳の例〉

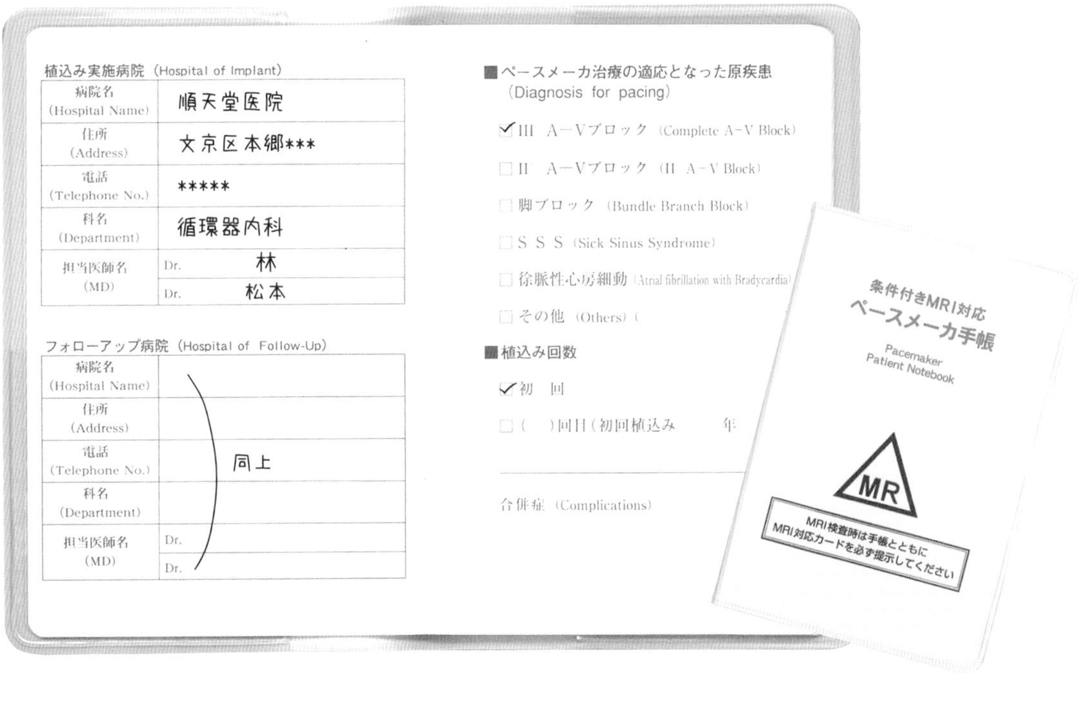

植込み時のペーシング閾値です。

リードが単極の場合は「UNI」、双極の場合は「BI」です。

- Puncture
  静脈穿刺によるリード植え込み
- Cut down
  静脈切開によるリード植え込み

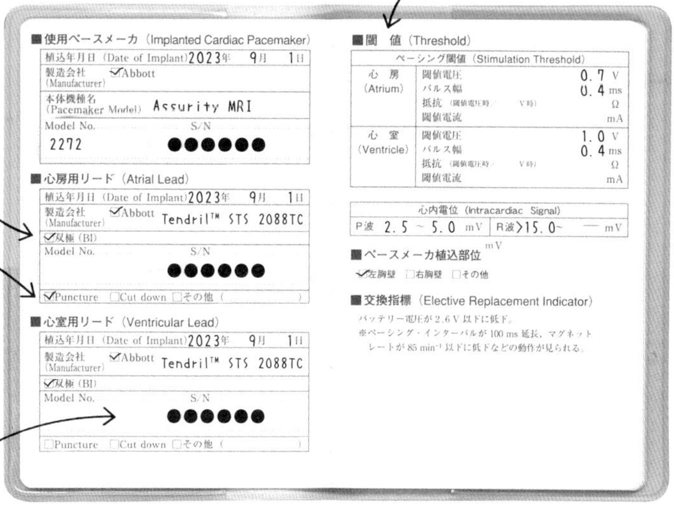

■使用ペースメーカ（Implanted Cardiac Pacemaker）

植込年月日（Date of Implant）	2023年　9月　1日
製造会社（Manufacturer）	☑Abbott
本体機種名（Pacemaker Model）	Assurity MRI
Model No. 2272	S/N [redacted]

■心房用リード（Atrial Lead）

植込年月日（Date of Implant）	2023年　9月　1日
製造会社（Manufacturer）	☑Abbott　Tendril™ STS 2088TC
☑双極（BI）	
Model No.	S/N [redacted]
☑Puncture　□Cut down　□その他（　）	

■心室用リード（Ventricular Lead）

植込年月日（Date of Implant）	2023年　9月　1日
製造会社（Manufacturer）	☑Abbott　Tendril™ STS 2088TC
☑双極（BI）	
Model No.	S/N [redacted]
□Puncture　□Cut down　□その他（　）	

■閾　値（Threshold）

ペーシング閾値（Stimulation Threshold）		
心　房（Atrium）	閾値電圧	0.7 V
	パルス幅	0.4 ms
	抵抗（閾値電圧時／　V時）	Ω
	閾値電流	mA
心　室（Ventricle）	閾値電圧	1.0 V
	パルス幅	0.4 ms
	抵抗（閾値電圧時／　V時）	Ω
	閾値電流	mA

心内電位（Intracardiac Signal）	
P波 2.5〜5.0 mV	R波＞15.0〜　―　mV

mV

■ペースメーカ植込部位

☑左胸壁　□右胸壁　□その他

■交換指標（Elective Replacement Indicator）

バッテリー電圧が2.6V以下に低下。
※ペーシング・インターバルが100ms延長，マグネットレートが85 min⁻¹以下に低下などの動作が見られる。

S/Nとは、デバイスやリードの「識別番号（シリアルナンバー）」です。
1つの製品に1つのS/Nが付けられており、どの製品がいつ、誰に植え込まれたかをわかるようにしてあります。
そうすることで、万が一、製品の不具合事象が後に発覚した場合に、医療機関を通じて患者さんへの通達や対応を行えるようになっています。

植込み時の設定です。

このあたりはプロフェッショナルの分野です…

ペーシングをする強さ（パルス振幅/パルス幅）

センシングの感度
0.5mV以上の自己心房波、2.0mV以上の自己心室波がみとめられたら、「自己心拍あり」とする

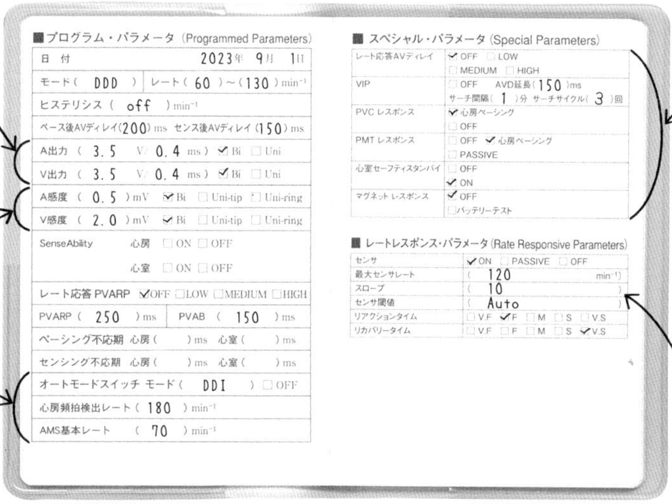

■プログラム・パラメータ（Programmed Parameters）

日　付	2023年　9月　1日
モード（ DDD ）	レート（ 60 ）〜（ 130 ）min⁻¹
ヒステリシス（ off ）min⁻¹	
ペース後AVディレイ（200）ms	センス後AVディレイ（150）ms
A出力（ 3.5 V/ 0.4 ms）	☑Bi　□Uni
V出力（ 3.5 V/ 0.4 ms）	☑Bi　□Uni
A感度（ 0.5 ）mV	☑Bi　□Uni-tip　□Uni-ring
V感度（ 2.0 ）mV	☑Bi　□Uni-tip　□Uni-ring
SenseAbility	心房　□ON　□OFF 心室　□ON　□OFF
レート応答 PVARP	☑OFF　□LOW　□MEDIUM　□HIGH
PVARP（ 250 ）ms	PVAB（ 150 ）ms
ペーシング不応期	心房（　）ms　心室（　）ms
センシング不応期	心房（　）ms　心室（　）ms
オートモードスイッチ モード（ DDI ）	□OFF
心房頻拍検出レート（ 180 ）min⁻¹	
AMS基本レート（ 70 ）min⁻¹	

■スペシャル・パラメータ（Special Parameters）

レート応答AVディレイ	☑OFF　□LOW □MEDIUM　□HIGH
VIP	□OFF　AVD延長（150）ms サーチ間隔（ 1 ）分　サーチサイクル（ 3 ）回
PVC レスポンス	☑心房ペーシング □OFF
PMT レスポンス	□OFF　☑心房ペーシング □PASSIVE
心室セーフティスタンバイ	□OFF ☑ON
マグネット レスポンス	☑OFF □バッテリーテスト

■レートレスポンス・パラメータ（Rate Responsive Parameters）

センサ	☑ON　□PASSIVE　□OFF
最大センサレート	（ 120 min⁻¹）
スロープ	（ 10 ）
センサ閾値	（ Auto ）
リアクションタイム	□V.F　☑F　□M　□S　□V.S
リカバリータイム	□V.F　□F　□M　□S　☑V.S

心房の自己心拍が180bpm以上になった場合、モードスイッチを作動させ、1分間に70回のペースでDDIモードとしてはたらく
（モードスイッチ時は、通常の心拍下限設定より＋10bpmとすることが多い）

レートレスポンスを設定した場合、どのくらいの速さで心拍を上げるか、活動を検知する強さはどのくらいにするかを決め、ここに記載します。

「デバイス手帳」には、その日行ったチェックの内容が記載されています。

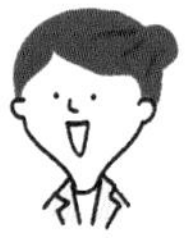

AVディレイヒステリシスや、ペーシング閾値の自動測定が設定されている場合、○が付きます。

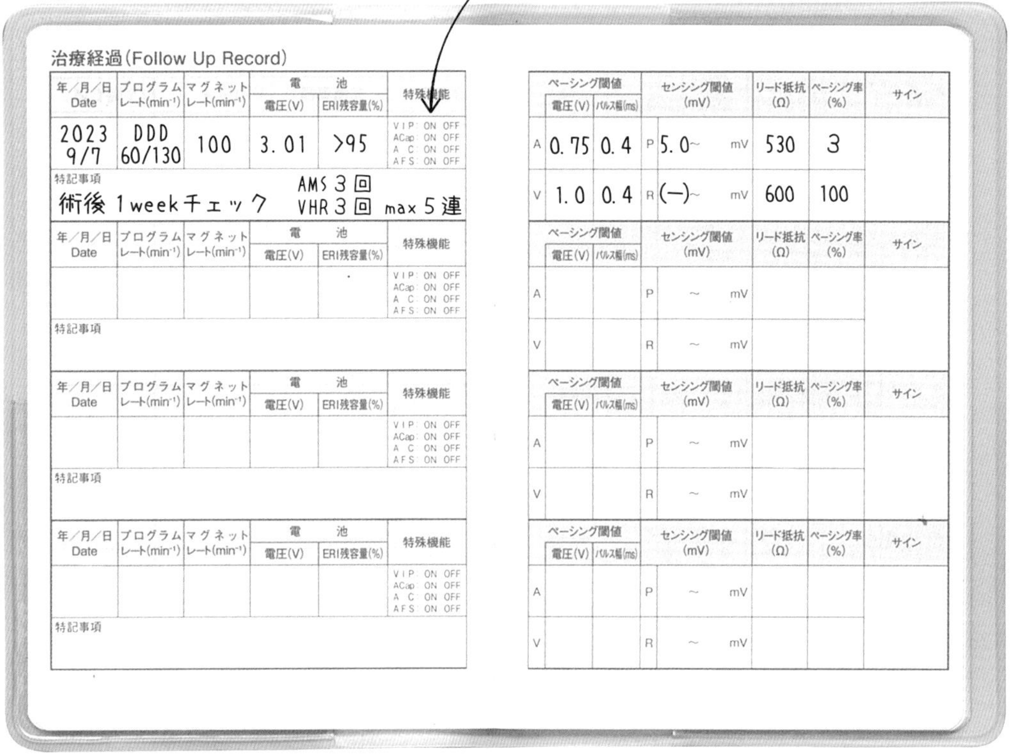

治療経過(Follow Up Record)

年／月／日 Date	プログラム レート(min^{-1})	マグネット レート(min^{-1})	電池 電圧(V)	電池 ERI残容量(%)	特殊機能
2023 9/7	DDD 60/130	100	3.01	>95	VIP: ON OFF ACap: ON OFF A C: ON OFF AFS: ON OFF
特記事項 術後 1weekチェック AMS 3回 VHR 3回 max 5連					
年／月／日 Date	プログラム レート(min^{-1})	マグネット レート(min^{-1})	電池 電圧(V)	電池 ERI残容量(%)	特殊機能
					VIP: ON OFF ACap: ON OFF A C: ON OFF AFS: ON OFF
特記事項					
年／月／日 Date	プログラム レート(min^{-1})	マグネット レート(min^{-1})	電池 電圧(V)	電池 ERI残容量(%)	特殊機能
					VIP: ON OFF ACap: ON OFF A C: ON OFF AFS: ON OFF
特記事項					
年／月／日 Date	プログラム レート(min^{-1})	マグネット レート(min^{-1})	電池 電圧(V)	電池 ERI残容量(%)	特殊機能
					VIP: ON OFF ACap: ON OFF A C: ON OFF AFS: ON OFF
特記事項					

	ペーシング閾値 電圧(V)	ペーシング閾値 パルス幅(ms)	センシング閾値 (mV)		リード抵抗 (Ω)	ペーシング率 (%)	サイン
A	0.75	0.4	P	5.0~ mV	530	3	
V	1.0	0.4	R	(—)~ mV	600	100	
	ペーシング閾値 電圧(V)	ペーシング閾値 パルス幅(ms)	センシング閾値 (mV)		リード抵抗 (Ω)	ペーシング率 (%)	サイン
A			P	~ mV			
V			R	~ mV			
	ペーシング閾値 電圧(V)	ペーシング閾値 パルス幅(ms)	センシング閾値 (mV)		リード抵抗 (Ω)	ペーシング率 (%)	サイン
A			P	~ mV			
V			R	~ mV			
	ペーシング閾値 電圧(V)	ペーシング閾値 パルス幅(ms)	センシング閾値 (mV)		リード抵抗 (Ω)	ペーシング率 (%)	サイン
A			P	~ mV			
V			R	~ mV			

このチェックデータを解説すると…

- ☑電池電圧は3.01V、ERIまで>95%なのでまだ使い始めで、十分な電池残量があります。
- ☑ペーシング閾値は心房0.75V/0.4ms、心室1.0V/0.4msのため、少ない力でペーシングできています。
- ☑心房の自己心拍の波高値は5.0mVです。完全房室ブロックなので心室の自己心拍は、この日は出ませんでした。
- ☑リード抵抗値は正常範囲です。
- ☑ペーシング率は心房は3%、完全房室ブロックのため心室は100%です。
- ☑エピソードは、モードスイッチが3回と、心室性の頻拍(ventricular high rate: VHR)が3回です。
- ☑心室性の頻拍は一番多くて5連です。

じつは、デバイス手帳は日本特有の文化で、アメリカなどでは発行されていません。

しかし、万が一、事故などに巻き込まれて医療機関に搬送された際、デバイスに関する情報がわからない状況では、対応が制限されてしまうこともあります。さらに、恰幅のよい方や、リードレスペースメーカの方では、見ただけではデバイスが装着されていることがわからないこともあり、禁忌の医療行為がなされてしまう可能性もあります。

このため、原則として、いつも持ち歩くように説明しています。患者さんからは、「分厚い」「重い」と言われることも少なくなく、受診時でも持ってこないケースもあります。しかし、デバイス手帳を持ち歩くことは、自分の身を守ることにつながります。

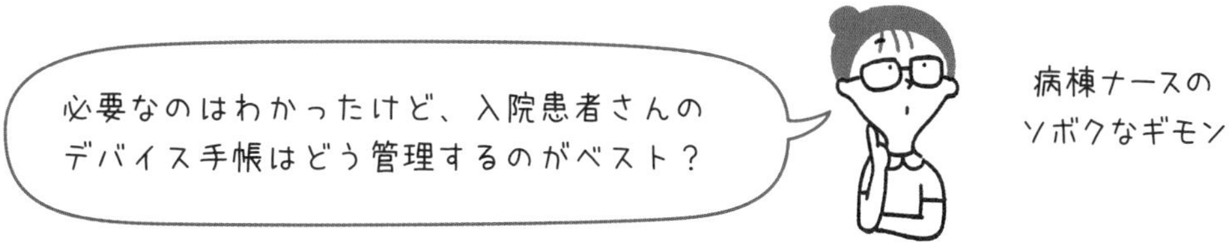

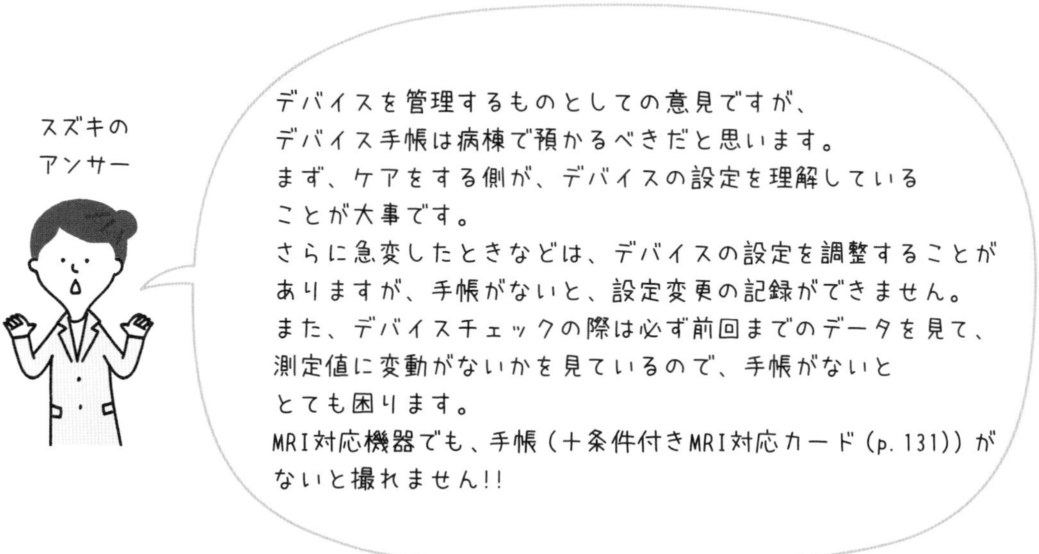

紛失予防のために、ご家族へ返している施設もありますが、上記の理由から、デバイス手帳は常に医療者が見られる状況にしておくことが重要です。施設でルールを決めて、共通認識をもって管理できるといいと思います。

3 医療行為に伴う設定変更

心臓デバイスを装着している患者さんには、医療行為を受ける際の注意事項がいくつかあります。デバイスの設定変更が必要になるのは、主に、周術期とMRI撮像時です。

❶ 手術に伴う対応

手術時に設定変更が必要な理由は、電気メスの使用に伴う障害電流の影響を防ぐためです。心臓は「電気」で動いているため、ペースメーカであれば電気メスからの高周波を自心拍と誤認識してしまい、止まってしまうことがあります。除細動機能付きのデバイスでは、高周波が心室細動のような波形と認識され、予期しないショック作動を引き起こす可能性があります。このため、電気メスを使用する手術では、「非同期モード」と呼ばれる、AOO、VOO、DOOや、OFF（デバイスによってはできない）にします。

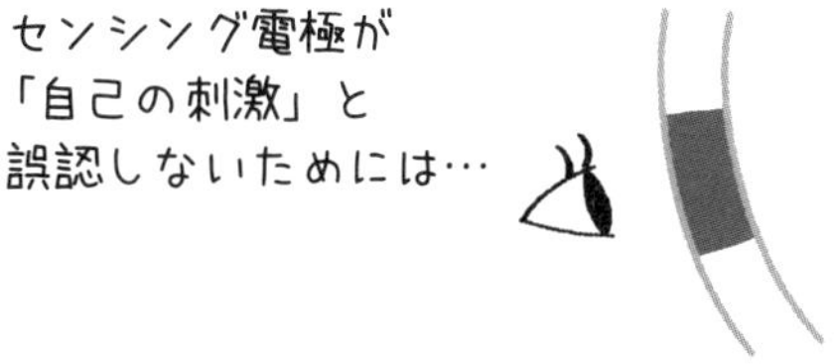

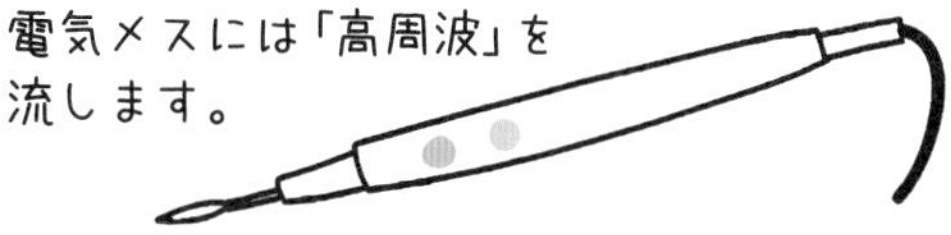

AAI → A《エー》O《オー》O《オー》　ペーシングは心房のみ、他は何もしません。

VVI → V《ブィ》O《オー》O《オー》　ペーシングは心室のみ、他は何もしません。

DDD → D《ディー》O《オー》O《オー》　ペーシングは両方、他は何もしません。

ただし、電気メスを使用する手術全例に設定変更を行うわけではありません。ペースメーカの場合は、対極板と電気メス使用部位の間にデバイスが入らないようにすれば、ほぼ影響することがないので、設定変更をせずに手術をすることも可能です。ICDの場合は、誤作動によるショックを防ぐため、当院では万が一の可能性を考えて、全例非同期モードへ変更しています。

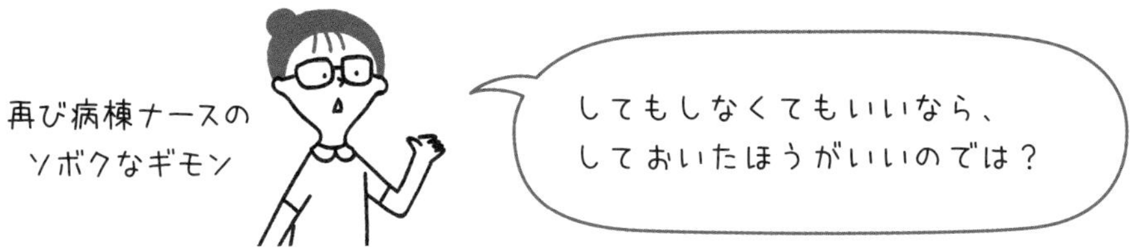

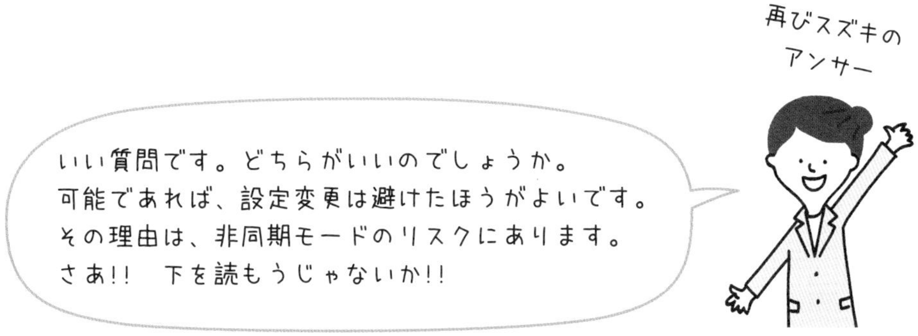

非同期モードの２文字目と３文字目、両方Oですね。これは、none（＝何もしない）という意味です。思い出してください。NBGコードの２文字目は、「センシング部位」、３文字目は、「センシングした後、どのように対応するか」でした（p.27）。

非同期モードは、自心拍を検知することもしないし、そもそも検知ができないので、その後も何もしない、ただただペーシングのみ行う、というモードになります。

一番怖いのは、自己心拍が早くなって設定ペーシング回数を超えたときや期外収縮が出たときに、spike on T（p.101）になることです。 spike on Tとは、心電図のT波の部分に心室ペーシングのスパイクが入ることで、よく聞く心電図の R on Tと同じく、心室細動を引き起こします。非同期モードは、決して安全なモードとはいえないため、他の方法で回避できるのであれば設定しない、設定するのであれば可能な限り短い時間のほうがよいのです。

〈spike on T〉

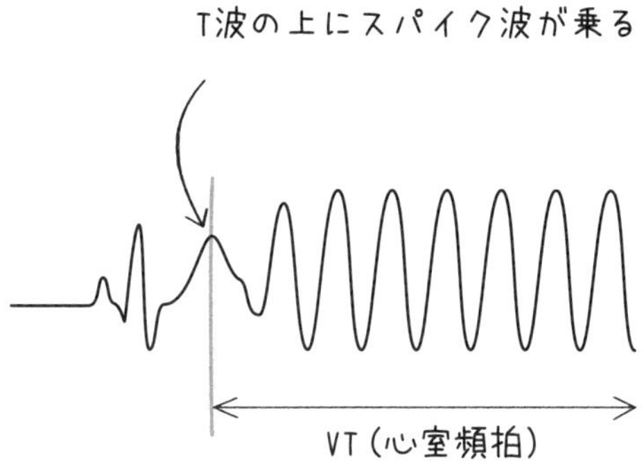

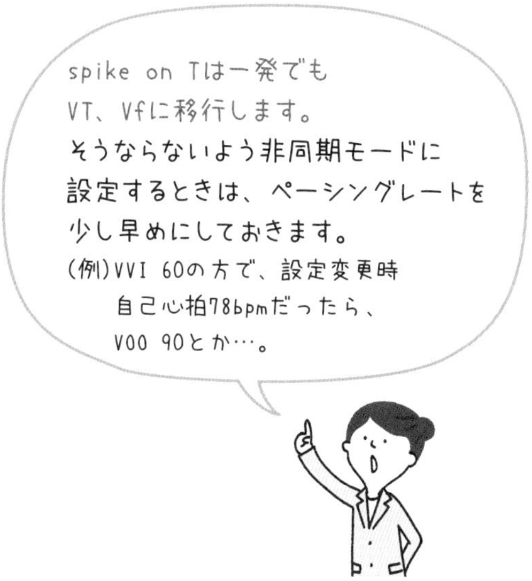

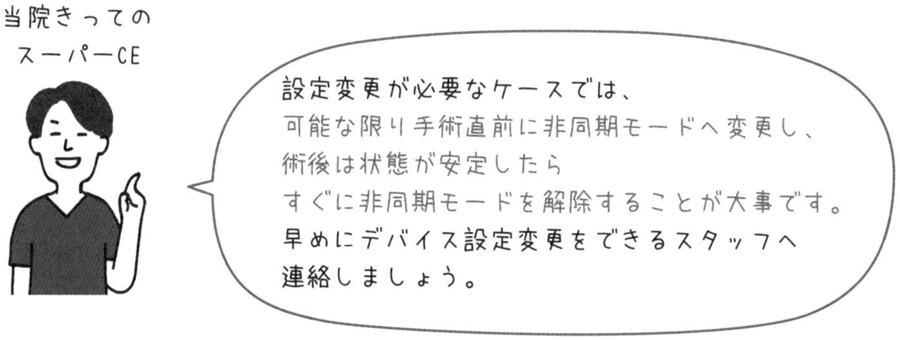

❷ MRI撮像時の対応

心臓デバイスは、もともと、マグネットに反応するようにできており、強力なマグネットを当てると、電池残量に応じてペーシング回数が変化するようにプログラムされています。その昔、プログラマが発展していなかったころは、マグネットを当てて心拍数の変化をみることで、電池残量を測っていました(なんて懐かしいのでしょう)。

また、強力な磁力を心臓の電気刺激と誤認識し、ペースメーカでは作動が止まる、除細動付きのデバイスであればショック作動を起こすリスクがあります。

このため、強力な磁力を発生するMRIは、心臓デバイス装着患者さんには禁忌でした。

しかし、2013年ごろより、「条件付き」でMRIを撮像できる心臓デバイスが登場しました。

「条件付き」とは？ →

(1) 施設が認定を取っていること
(2) 研修を受けた医師、放射線技師、臨床工学技士を配置していること
(3) 撮像前にデバイスチェックを行い、MRIモードへ変更すること
(4) 各メーカーの要件を満たしていること
(5) デバイス手帳と条件付きMRIカードを提示できること
(6) 術後 6 週間経過していること

心臓デバイスが、マグネットに反応するのは現在も変わりませんので、撮像前に、「MRIモード」というものに変更することで、磁力の影響を受けないようにします。MRIモードも、周術期の設定変更と同じで、「非同期モード」にします。このため、手術時の対応と同じ理由により、設定変更は可能な限り撮像直前に行い、撮像後はすみやかにMRIモードを解除します。

MRI対応デバイスと聞いて、無条件で撮像できると思われてしまい、MRIモードに変更せずに撮像された、認定を取っていない施設で誤って撮像されたケースもあります。

以前は「禁忌」であったことを忘れず、あくまで「**条件が整えば撮像可能**」という認識で、慎重に対応することが望ましいです。

条件付きMRI対応カードとは？

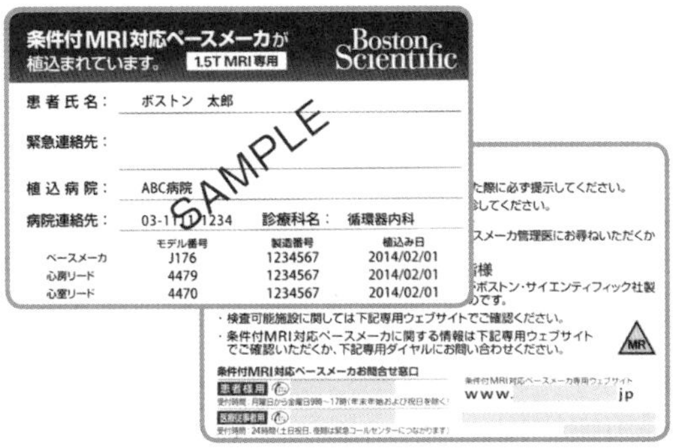

ペースメーカ、ICD、CRT-D、CRT-P、リードレスペースメーカ、S-ICDそれぞれに発行されます。デバイスやリードのシリアルナンバー（識別番号）などが記載されています。このため、ジェネレータ交換を行った場合は、新しいカードになります。

術後 6 週間後より、撮影できるようになるので、その頃にメーカーから患者さんの指定の住所へ宅急便で送られます。

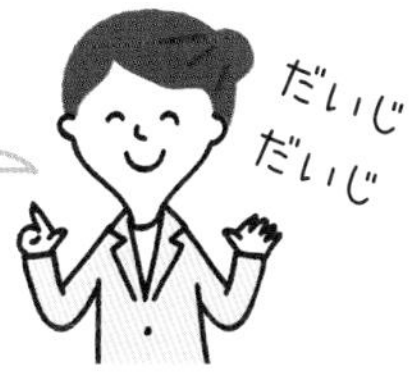

4 遠隔モニタリング

ここまでの章で、何度も出てきた「遠隔モニタリング」とは、いったい何なのでしょうか。

心臓デバイスが正常に作動しているかを確認するためには、病院に来て、プログラマを当てて、チェックをします。しかし、現在は、自宅に設置できる通信機や、携帯電話のアプリを介して、デバイスチェックとほぼ同等のデータをかかりつけの病院へ送信できるシステムが主流です。このシステムを「遠隔モニタリング」といい、デバイスを扱っている全メーカーで導入されており、利用患者数は飛躍的に増加しています。

実際のデータはこちらになります。対面で行うデバイスチェックと、ほぼ同じデータを得ることができます。

〈実際のデータの例〉

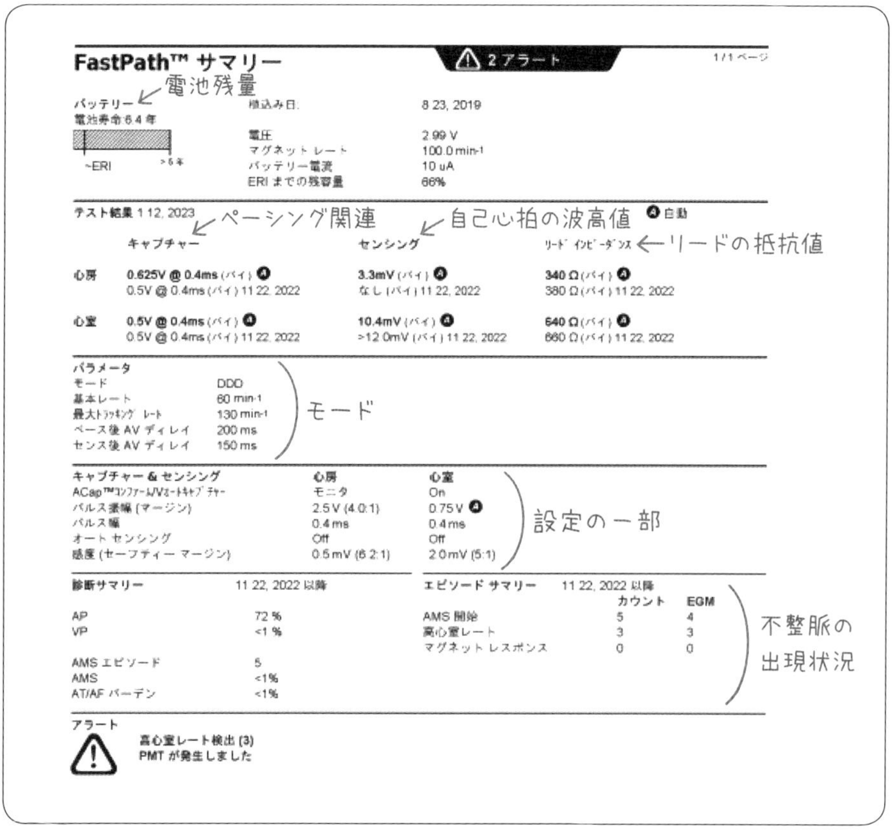

FastPath™ サマリー　2アラート　1/1 ページ

バッテリー
電池寿命 6.4 年
~ERI　>6 年

植込み日	8 23, 2019
電圧	2.99 V
マグネット レート	100.0 min-1
バッテリー電流	10 uA
ERI までの残容量	66%

テスト結果 1 12, 2023　A 自動

	キャプチャー	センシング	ﾘｰﾄﾞ ｲﾝﾋﾟｰﾀﾞﾝｽ
心房	**0.625V @ 0.4ms** (バイ) A 0.5V @ 0.4ms (バイ) 11 22, 2022	**3.3mV** (バイ) A なし (バイ) 11 22, 2022	**340 Ω** (バイ) A 380 Ω (バイ) 11 22, 2022
心室	**0.5V @ 0.4ms** (バイ) A 0.5V @ 0.4ms (バイ) 11 22, 2022	**10.4mV** (バイ) A >12.0mV (バイ) 11 22, 2022	**640 Ω** (バイ) A 660 Ω (バイ) 11 22, 2022

パラメータ

モード	DDD
基本レート	60 min-1
最大ﾄﾗｯｷﾝｸﾞ ﾚｰﾄ	130 min-1
ペース後 AV ディレイ	200 ms
センス後 AV ディレイ	150 ms

キャプチャー & センシング	心房	心室
ACap™ｺﾝﾌｧｰﾑ/Vｵｰﾄｷｬﾌﾟﾁｬｰ	モニタ	On
パルス振幅 (マージン)	2.5 V (4.0:1)	0.75 V A
パルス幅	0.4 ms	0.4 ms
オート センシング	Off	Off
感度 (セーフティー マージン)	0.5 mV (6.2:1)	2.0 mV (5:1)

診断サマリー	11 22, 2022 以降
AP	72 %
VP	<1 %
AMS エピソード	5
AMS	<1%
AT/AF バーデン	<1%

エピソード サマリー 11 22, 2022 以降	カウント	EGM
AMS 開始	5	4
高心室レート	3	3
マグネット レスポンス	0	0

アラート
高心室レート検出 (3)
PMT が発生しました

スーパーCE

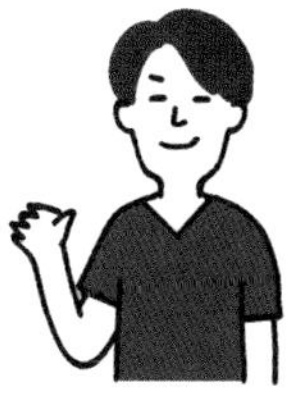

p.122のデバイスチェック画面をもう一度見てみてください。
モード、キャプチャー、リードインピーダンスや
ページング率、すべてしっかりデータを取れています。
こちらは概要の画面ですが不整脈が出たときの心電図など、
細かい部分もみることができますよ。

鈴木と共に遠隔モニタリングを
運用しております。

遠隔モニタリングで問題ないことが確認できれば、対面診療を１年に１度まで減らすことができます。通院の負担や、感染症の拡大予防、外来診療の効率化の面でも、遠隔モニタリングはとてもすぐれたシステムであり、今後さらなる飛躍が期待されています。

遠隔モニタリングを行えるデバイスを装着している患者さん全例が適応になります。

しかし、デバイスチェックデータとはいえ、不整脈や心臓の状態の情報も含むため、通信機で送られてくるデータは、**「個人情報」という位置づけになります。**このため、患者さんに**同意を得られない場合は、導入できません。**

また、ほとんどの通信機は、「寝室に電源を入れて置くだけ」ですが、リードレスペースメーカなど小型のものや、ひと昔前のデバイスでは、手動操作をして送信しなければならないものもあります。このため、**認知機能が低下している患者さんでは難しいこともあります。**

手動送信のデバイスで注意したいのは、
徐々に認知機能が落ちていき、最初は行えていた
手動操作ができなくなることです。
その場合は、無理に遠隔モニタリングを継続せず、
対面診療でフォローします。

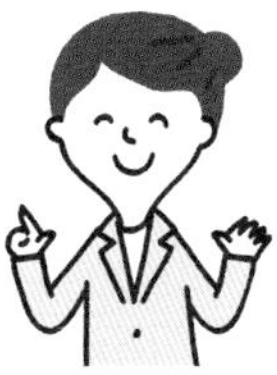

年間十数名が
認知機能の
低下によって
継続できなく
なります。

さらに、遠隔モニタリングは「遠隔診療」であるため、データ送信を行った月は、診療費がかかります。患者負担は月々そう多くないですが、「お金がかかる」ということが懸案事項となり、導入を希望されないケースもあります。

しかし、**緊急のシステムではないものの、自覚症状のない不整脈や、機械の異常の検出は対面診療より格段に速い**ため、十分なインフォームドコンセントを行い、可能な限り導入しています。

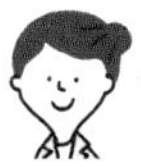

本書に出てくる主な略語

略　語	フルスペル	和　訳	掲載ページ
AED	automated external defibrillator	自動体外式除細動器	102
AP	atrial pacing	心房ペーシング	52
AS	atrial sensing	心房センシング	52
ATP	antitachycardia pacing	抗頻拍ペーシング	59
BLS	basic life support	一次救命処置	102
CDR	Cardiac Device Representative	ペースメーカ/ICD関連情報担当者	6
CPVT	catecholaminergic polymorphic ventricular tachycardia	カテコラミン誘発性多形性心室頻拍	57, 113
CRT	cardiac resynchronization therapy	心臓再同期療法	2, 70, 118
ICD	implantable cardioverter defibrillator	植込み型除細動器	3, 54, 110
ILR	implantable loop recorder	植込み型ループレコーダ	4, 80, 118
LLPM	leadless pacemaker	リードレスペースメーカ	4
LQTs	long QT syndrome	QT延長症候群	57, 113
PAC	premature atrial contraction	心房期外収縮	38

略　語	フルスペル	和　訳	掲載ページ
PM	pacemaker	心臓ペースメーカ	2, 8
PMT	pacemaker mediated tachycardia	ペースメーカ起因性頻拍	50, 102
PVARP	post ventricular atrial refractory period	DDDモードでの不応期	50
PVC	premature ventricular contraction	心室期外収縮	38
S.brady	sinus bradycardia	洞性徐脈	18
S-A block	sinoatrial block	洞房ブロック	20
S-ICD	subcutaneous implantable cardioverter defibrillator	完全皮下植込み型除細動器	3, 64
SSS	sick sinus syndrome	洞不全症候群	18
VF	ventricular fibrillation	心室細動	54
VP	ventricular pacing	心室ペーシング	52
VS	ventricular sensing	心室自己心拍	52
VT	ventricular tachycardia	心室頻拍	54
WCD	wearable cardiac defibrillator	着用型自動除細動器	3, 82, 119

INDEX

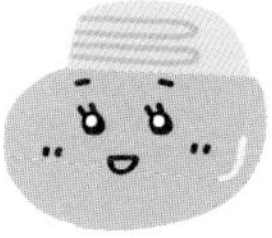
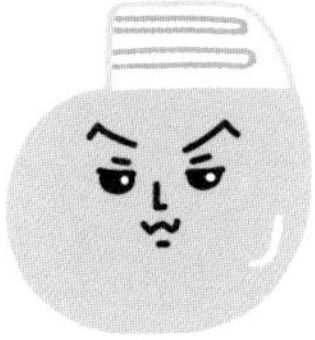

和文

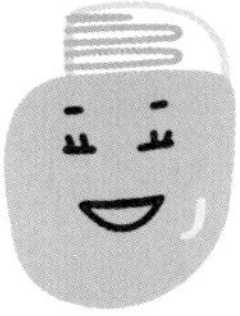

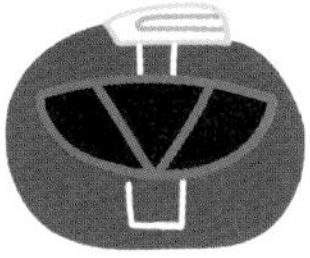

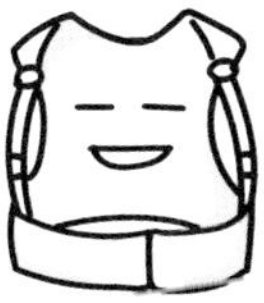

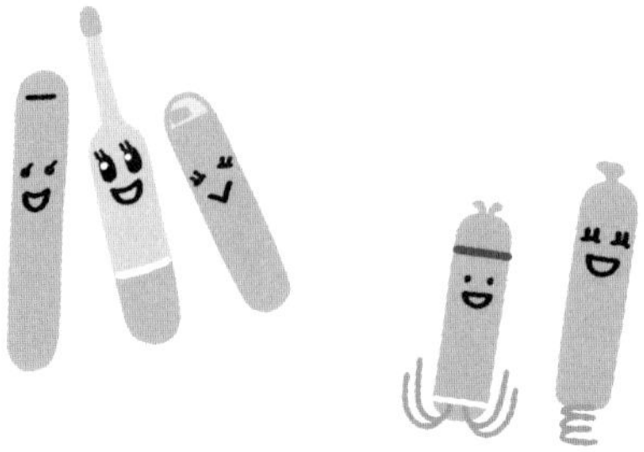

欧文・略語

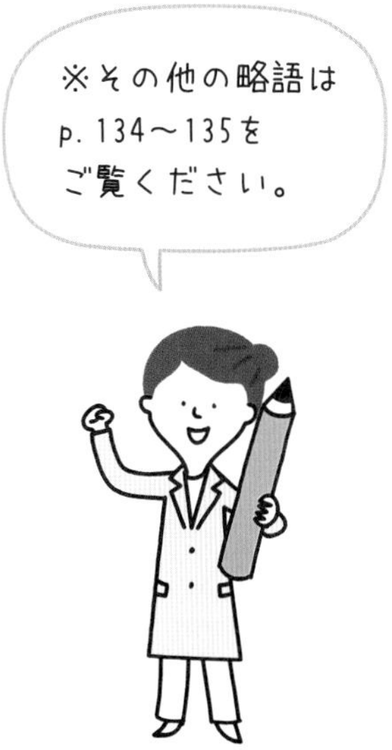

参考文献

1）日本不整脈心電学会 植込み型心臓デバイス認定士制度部会編：植込み型心臓デバイス認定士公式テキスト. 日本不整脈心電学会, 南江堂, 東京, 2023.

2）市田聡著, 心臓病看護教育研究会編：ハート先生の心電図教室 不整脈編 最初の一歩. 医学同人社, 東京, 2009.

3）栗田康生：ペースメーカー・CRT・ICDポケット. メディカ出版, 大阪, 2015.

本書は、2017年２月25日第１版１刷発行の
『ナースが書いた 看護に活かせる心臓ペースメーカー・CRT・ICDノート』を改訂・改題したものです。

ナースが書《か》いた
看護《かんご》に活《い》かせる心臓《しんぞう》デバイスノート
心臓《しんぞう》ペースメーカ・ICD・CRT

2017年２月25日　第１版第１刷発行
2022年７月25日　第１版第６刷発行
2023年12月５日　第２版第１刷発行

著　者　鈴木《すずき》　まどか
発行者　有賀　洋文
発行所　株式会社 照林社
〒112－0002
東京都文京区小石川2丁目3－23
電話　03－3815－4921（編集）
　　　03－5689－7377（営業）
https://www.shorinsha.co.jp/
印刷所　共同印刷株式会社

検印省略（定価はカバーに表示してあります）
ISBN978-4-7965-2605-0